心灵择食

与明星共享
健康瘦身、情绪食疗咨询师

邱锦伶 著

湖南科学技术出版社 博集天卷 CS-BOOKY

择食理念

择食其实非常简单，做到两点即可：一是忌口；二是在对的时间吃到对的食物。

择食，任何时候都可以开始，而且何时开始都不晚。

择食，只要有开始，不管是做到 30% 还是 100%，一段时间后，你的身体都会有反馈。

择食过程中，要学会观察身体的反应，逐步找到适合自己的食物，建立属于自己的择食餐单，最后发现不一样的自己——健康、美丽、乐观、自信。

择食入门课

一、早餐前的温姜汁

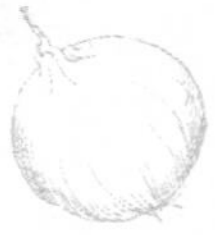

功效：

散寒、调暖体质，改善体质偏寒引起的各种身体症状。

材料：老姜 1 斤

做法：

1. 老姜洗净去皮，切成小块。
2. 放入榨汁机中，加入刚没过姜块的水，打成姜汁。
3. 把渣滤掉，以大火煮滚，放冷后装入玻璃瓶冷藏。或制成姜汁冰块装入玻璃保鲜盒冷冻。

喝法：

每天早上起床，10 毫升姜汁加一茶匙（约 5 克）低聚果糖或黄砂糖，再加 100 毫升热开水，空腹饮用。如果使用邱品姜汁饮品，用 5 毫升即可。

更详细的说明可扫码查看

注意事项：

1. 胃溃疡发作、胃发炎时，有严重上火症状时，先暂时停用。孕期，没有前述情况且没有不正常出血的情况下，可以喝到产前一个月停用。自然分娩一周后可以开始饮用，剖宫产两周后可以开始饮用。女性经血量过多者，经期要停用。吃抗凝血药物的人群（如有心血管疾病的人）不宜饮用。

2. 加糖，是为了把姜的温暖留在身体内，但只可加低聚果糖或黄砂糖，不可加黑糖，否则易引起上火；不可加蜂蜜，否则可能会得慢性结肠炎、拉肚子，且孕妇、产妇不可食用蜂蜜。

二、四款择食鸡汤

功效：

制首乌补气鸡汤：补肝肾气

四神茯苓鸡汤：安神、美白、消水肿

天麻枸杞鸡汤：舒筋活络、加强气血循环

清蔬休养鸡汤：让身体休养生息

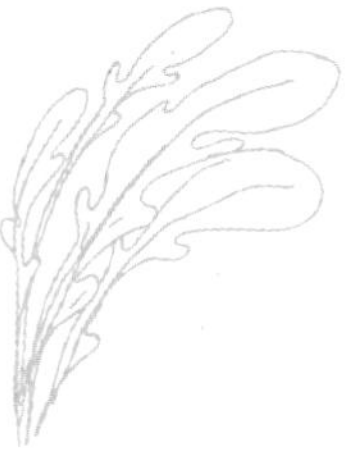

基础材料：

1 个鸡骨架、6 个鸡爪、2 大块老姜（放鸡骨架和鸡爪，汤里会含有水解蛋白质、胶质[1]、液态钙）

更详细的说明可扫码查看

[1] 指食物中含有的动物胶原蛋白。

药材：

制首乌补气鸡汤：制首乌11克、制黄精19克、参须19克（怀孕、月子期、哺乳期、退奶期抽掉参须）、枸杞子19克

四神茯苓鸡汤：茯苓（白）38克、怀山药38克、莲子（白，去心）38克、芡实（生）38克

天麻枸杞鸡汤：天麻38克、枸杞子38克

清蔬休养鸡汤：无药材（选一两种蔬菜，在起锅前10—20分钟放到汤里煮熟即可）

做法：

1. 将1个鸡骨架和6个鸡爪氽去血水。
2. 老姜2大块去皮拍扁，放入加了11碗冷水（200毫升／碗）的汤锅中煮滚。
3. 加入鸡骨架、鸡爪与该款鸡汤需要用到的所有药材，盖上锅盖，以中小火煮1小时后加入适量盐调味。
4. 熄火后捞出鸡骨架、老姜。第一款鸡汤药材捞出不吃；第二款和第三款鸡汤药材留下，跟鸡爪、鸡汤一起食用。

注意事项：

1. 四款择食鸡汤，一周一款，按顺序喝。天麻枸杞鸡汤在感冒、孕期、经血量大者经期停用。
2. 食材为一周的量，煮好放凉后用玻璃保鲜盒分装后冷藏或冷冻，食用前回温或加热。
3. 参须最好是白参须，高丽参须和西洋参须也可以，如果用白参或西洋参，

用量减少至参须的 1/3—1/2。

4. 可替代鸡骨架和鸡爪的食材：猪大骨 + 猪皮（或鸡爪）、羊大骨 + 猪皮（或鸡爪）、猪蹄 1 只环切四五段、牛尾。如果是炖整只鸡的话，需要把肉剔掉另作他用，只用骨头煮汤。至于鸡骨架，请选择安全食材。

5. 痛风、尿酸高、三高的人不放鸡爪（胶质）。青春期前儿童不建议喝有药材的鸡汤，一岁半后加入水果，可以按照大人的择食吃法一起吃，但不一定要每天喝择食鸡汤，如果要喝，以清蔬休养鸡汤为主，一周 2—3 次，但不放胶质。

三、美白祛湿消水肿的红豆茯苓莲子汤

材料：红豆一杯半（约 150 克）、莲子（去心）150 克、茯苓 3 大片（约 50 克）、黄砂糖适量

做法：

1. 红豆、茯苓（片状茯苓剥成指甲盖大小）、莲子洗净泡水两到三小时。

2. 把泡好的红豆和茯苓放入大同电锅内锅，内锅水加到七八分满，外锅四杯水，按下开关。（如果用其他锅，加 11 碗水，200 毫升 / 碗。）

3. 开关跳起来后，加入莲子，外锅再加一杯水，煮好后加入适量的黄砂糖。

食用方法：

★ 可当平日点心，或代替三餐其中一餐的主食。

★ 晚上九点后注意吃料不喝汤，以免水肿。

小贴士

如果没有大同电锅，使用压力锅、电煲汤锅都可以，将泡水后的红豆、茯苓、莲子加水一起煮。

红豆茯苓莲子汤喝五天停两天。肾脏功能不全者、生病期间的人不宜喝。

要煮成汤而不是粥，粥很容易导致胀气。喝了红豆茯苓莲子汤胃胀气的话，下次可加 3 克陈皮一起煮。

上班族也可以头天晚上把食材放到焖烧罐里焖熟，节省时间。

若想变换口味，在红豆茯苓莲子汤里加红枣也是可以的，但要去核！去核！去核！

红枣建议用量：大颗每人每天三颗，小颗每人每天五颗。

材料为七天的量。

四、择食三餐

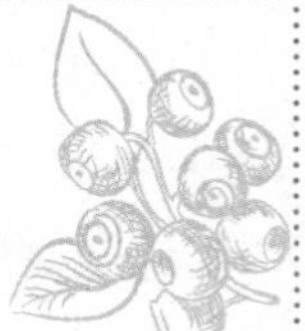

早餐前：温姜汁

早餐：

1 碗择食鸡汤 + 优质蛋白质 2 份 +2 种水果（各 6 口）+ 主食适量（整体吃完约八分饱）

午餐：

优质蛋白质 2 份 +2 种蔬菜（做好后 1 碗）+ 主食适量（整体吃完约八分饱）

晚餐：

优质蛋白质 1 份 +1 种蔬菜（做好后半碗）+ 主食适量（整体吃完约八分饱）

正常情况下，成年人每周补充三次胶质，孕后期、月子期、哺乳期每周补充五次，每次份量大概一块巴掌大的猪皮。

水果里的维生素 C 可以帮助身体造血，水果酵素可以帮助食物分解代谢，让早餐的吸收及利用率达到最高效果。所以水果放到早上吃，替代蔬菜。

体质较寒的人，在摄入温姜汁、鸡汤、肉、主食后吃水果。

五、择食说明

1. 每餐应摄取优质蛋白质的计算公式：

（身高 −110）× 3.75 克 = 你一天需要食用的生肉的克数

把算出来的量分成 5 份，早餐 2 份、午餐 2 份、晚餐 1 份

比如一个 160 厘米高的女生，理想体重是 50 千克，公式是 160−110=50。而 50 千克的人，只要身体一切正常，没有任何疾病或内脏器官功能衰退的情况，一天所需的生肉约为 187.5 克。也就是说每 1 千克的体重，需要约 3.75 克的生肉来支撑。

儿童在一岁以后可以和大人一起择食，身高在 120 厘米以下时，一天摄入一种肉，最多 40 克。身高超过 120 厘米后就可以按公式计算。进入青春期（满 13 岁）后，除公式外，每天再额外增加 40 克，到 18 岁生长板愈合后就不用增加了，除非有在额外做运动。

2. 水果的选择：

猕猴桃（绿肉）1/2 个、牛油果 1/4 个、百香果 1/2 个、莲雾 1 个、木瓜 6 口、红提（巨峰葡萄太寒，不建议吃）6—10 个、小颗苹果 1/2 个或大颗苹果 1/4 个、枇杷 3—5 个、释迦果 1/2 个、草莓 3—5 个、小根香蕉 1 个或大根香蕉 1/2 个、樱桃 6—10 个、火龙果 6 口。柿子、柑橘类、油桃、番石榴等可以偶尔吃。

（2）注意事项：

有痔疮者忌口樱桃和榴梿。

有妇科肿瘤者、甘油三酯和胆固醇过高者不建议吃牛油果。

鼻子过敏者不要吃柑橘类水果，如橘子、橙子、柠檬、柚子等。

肺虚、气喘者不建议吃表皮带绒毛的水果，如草莓、枇杷、猕猴桃。

体寒、排便松散不成形的人不建议吃火龙果。

胃不好、肾脏不好、血糖高及患有糖尿病的人不建议吃柿子，如果没有前述情况一定要吃的话，在饭后吃，与蛋白质的摄入间隔一小时以上。

消化不良、胃功能弱的人不建议吃油桃。

心脏无力、排便小条、容易排便排不干净的人不建议吃番石榴。

肾病患者如肾脏功能不全、明显水肿、高钾血症者不建议吃香蕉。

（3）因为水果酵素可以帮助食物分解代谢，水果中含有的维生素 C、红肉里含有的维生素 B 族和铁是造血三元素，所以早上用水果替代蔬菜。

3. 菜的选择：

（1）午餐、晚餐都可选择的蔬菜：红薯、马铃薯、胡萝卜、洋葱、西蓝花、紫甘蓝、玉米、芋头、甜豆、豌豆、豇豆、皇帝豆、四季豆、香菇、杏鲍菇、木耳、山药、卷心菜、圆生菜、荷兰豆、南瓜、青椒、甜椒、茄子、花椰菜。

（2）只在午餐选择的蔬菜：荸荠、慈姑、绿豆芽、西芹、莲藕、菱角、茭白、西红柿、海带、紫菜、空心菜、芥蓝、龙须菜、红苋菜、莴笋叶、油菜。

（3）注意事项：

尿酸高、痛风者不宜吃菌菇类。

鼻子过敏者不宜吃大葱、四季豆。

皮肤过敏者要忌口西红柿、青椒、甜椒、茄子、南瓜、玉米、芋头。

有妇科肿瘤者忌口山药。

多囊卵巢患者不宜吃菌菇类、南瓜、海带、紫菜。

甲状腺功能亢进者不宜吃海带、紫菜。

甲状腺功能减退者忌吃十字花科蔬菜，如芥蓝、卷心菜、西蓝花、花椰菜、紫甘蓝、油菜等。

肝脏功能不佳的人不宜吃玉米和花生。

胃胀气的人不宜吃红薯。

睾酮过高的人少吃锌、硒含量高的杏鲍菇、香菇、南瓜、海带、紫菜、松子等。

4. 碗的容量：200—250 毫升。

5. 晚餐时间：晚餐尽量在晚上七点半前吃完，如果过点了，建议只吃主食。因为坏细胞，如癌细胞、脂肪细胞都是晚上比较活跃，尽量不要养肥它们，吃点主食类或红豆茯苓莲子汤充一下饥就好了。

6. 肉的选择：

择食选肉的原则是“四条腿的好过两条腿的，两条腿的好过没有腿的”，但是牛肉不建议吃。

羊肉与猪肉是补充优质蛋白质的首选，它们富含左旋肉碱，但多囊卵巢患者不建议吃羊肉，睾酮过高的人少吃。

鸡肉可偶尔吃，但身体有伤口，身体在发炎比如说胃在发炎、肠道在发炎、肾脏在发炎，以及身体在上火时不建议吃。

鱼类偏寒，且可能刺激妇科肿瘤生长，所以少吃为宜。

内脏（肝、肚）也含有蛋白质，但痛风、尿酸高、三高的人和多囊卵巢患者不宜吃，睾酮过高的人少吃。

7. 主食的选择：

白米饭，研究表明，煮熟的米饭放入冰箱存放 12 小时，其所含淀粉即可转为抗性淀粉，所含热量最多可比新鲜米饭低 60%，注意食用前加热至微温。

白面条、乌冬面，一星期 2—3 次。

白馒头、白吐司、法国面包、贝果，不胀气的人偶尔吃，有胀气者不建议吃。

杂粮饭和杂粮馒头，一星期最多吃 4 次，有胀气、胃炎、皮肤过敏、缺钙、贫血、经血量大、牙龈肿痛和出血情况的人不建议吃杂粮（包括燕麦、大麦、黑麦、荞麦等）制品。

冬粉和米粉，一星期最多吃 4 次。

8. 择食一定要坚定执行的忌口食物：

蛋类、奶类、黄豆制品、上肝火食物、寒性食物、影响神经的食物。

中国医学科学院北京协和医院在《中国人群 1952 次严重过敏反应回顾性研究：临床特点、诱因及治疗》一文中发布了中国人发生过敏性休克的诱因排序，小麦排第一，坚果排第三，豆类排第四。协和医院的专家也指出，鸡蛋是婴幼儿中最常见的致敏原，但要论及造成过敏的严重程度，牛奶则更胜一筹；带壳的海鲜（如螃蟹、贝类）则是大龄儿童和成人最常见的食物致敏原。中国的《预包装食品中的致敏原成分》规定，应在食品标识里标明的致敏原成分有八类：大豆、蛋类、乳、花生、含麸质的谷类、坚果、鱼类和甲壳类及其制品。

9. 饮水量：

每天水要喝够 2000 毫升。

摄取水分的时间，应该是从早上起床到晚上九点以前，春、夏、秋天每天摄取 2000 毫升，冬天每天摄取 1800 毫升（包含饮品、汤品和开水等），但北方人如果冬天大多数时候待在暖气房里，则要摄取 2000—2200 毫升。晚上九点以后如果口渴，喝水的方式是，将一口水含在嘴里慢慢吞下去，过一会儿觉得渴再含一口水慢慢吞下去。而且正确的喝水方式，应该是一次两三口慢慢喝，不是一口气咕噜咕噜喝下肚。

10. 胶质的选择：

胶质可选猪皮、猪蹄、鸡爪、牛蹄筋、鹅掌、鹅翅、花胶、海参。

注意事项：

痛风、尿酸高、三高的人不建议吃胶质，但只有高胆固醇的人可以吃零胆固醇的海参。

有妇科肿瘤者不建议吃花胶。

身体有伤口，身体有在发炎比如说胃在发炎、肠道在发炎、肾脏在发炎，以及身体在上火时不建议吃鸡爪、鹅掌、鹅翅。

11. 烹调方式及用油：

蒸、煮：蒸、煮肉类，不用另外放油。蒸、煮蔬菜可以淋一点橄榄油 [非 Extra Virgin（特级初榨）的]。

凉拌：Extra Virgin 橄榄油、色拉油、亚麻籽油。

中小火煎、温锅冷油炒：橄榄油（非 Extra Virgin 的）、葵花子油、色拉油、猪油、黄油。

注意事项：

（1）色拉油不建议烹调时间过长。

（2）猪油、黄油：不建议常用，有三高、心脑血管疾病的人不宜食用。

（3）黄油：动物性脂肪，熔化得很快，建议小火使用。可以在食物煎熟后改用小火，放一点黄油煎一下来提香。

12. 调味料的选择：

除了酱油、姜汁酱油、盐，还可以用西式香料，包括罗勒、月桂叶、肉桂、欧芹、姜黄粉、香茅、柠檬、披萨草、红甜椒粉、迷迭香、百里香、牛至，但孕期不建议使用西式香料。

13. 保健品的注意事项：

（1）海豹油

如果跟柠檬酸钙同一天服用，建议间隔 2 小时以上。体质偏寒的人服用三个月停一个月，寒性体质改善后服用三个月停三个月。

以下情况不建议吃：经期经血量大的人在经期前一周及经期；孕期；月子期有出血倾向或出血疾病的人；在吃降血压药物、降胆固醇药物或降甘油三酯药物的人；对海豹油过敏的人。

（2）心脏辅酶 Q10

凝血功能不好的人，心脏辅酶和海豹油只能先选择一种服用。服用三个月停三个月。以下情况不建议吃：经期经血量大的人在经期前一周及经期；孕期；月子期有出血倾向或出血疾病的人；在吃降血压药物、降胆固醇药物或降甘油三酯药物的人。

（3）柠檬酸钙

不与含草酸的食物一起食用。如果跟海豹油同一天服用，建议间隔 2 小时以上。本书中所写的规格为一颗 1000 毫克的柠檬酸钙，均假设纯钙含量为一颗 200 毫克。

（4）谷胱甘肽

每天早餐后吃 50 毫克，吃三个月停一个月，如果是每颗 200 毫克的规格，一周吃三次即可。

（5）益生菌

如果在吃益生菌的话，早餐的姜汁可以搭配低聚果糖，帮助肠道中的有益细菌增殖。

（6）西洋参

孕期不建议用，生产完第二周再开始酌量用。

什么是心灵择食

当身体长期有某种健康问题时，会滋生不好的情绪；

心脏无力时，容易负面思考、懒洋洋、缺乏勇气；

长期上肝火，会变得暴躁易怒；

肺虚的人，易忧虑、悲伤、看不开；

…………

当身体长期缺乏某些营养素时，情绪也会受影响：

缺乏优质蛋白质和淀粉，会提不起劲、心慌、没有自信；

缺乏叶酸，会抑郁、健忘；

缺乏血清素，会情绪低落；

…………

如果此时你在一个困境里面，眼前一片黑暗，手里只有很少的资源，你可以为自己做什么？答案就是：先把身体调养好。譬如好好吃肉，优质蛋白质带给心脏力量，当心脏有力了，你不但会比较勇敢，也更加能正面思考；有了勇气和正能量，事情就会往好的地方发展。这就是最简单的方法。

身体状态对情绪的影响和具体食疗方案

身体状态	对情绪的影响	对应方法
心脏无力，缺乏优质蛋白质、淀粉、辅酶 Q10（易疲倦、嘴馋）	容易负面思考、没有自信、抗压能力差、总是担心、猜疑、退缩、压抑、生闷气	1. 摄取足够的优质蛋白质和淀粉 2. 每天补充 100 毫克辅酶 Q10，早餐或午餐后
上肝火（长斑、肤色暗沉、皮炎、口干舌燥、口臭、脱发、失眠、便秘、腰部肥胖）	暴躁、易怒、无明火	1. 忌口上肝火食物、刺激性食物和香辛料 2. 不要熬夜，晚上十一点前睡觉 3. 做好情绪管理 4. 日常饮水时冲泡邱品舒甘玫瑰饮，喝五天停两天，注意禁忌事项 5. 早餐后补充 50 毫克谷胱甘肽，吃三个月停一个月
肠胃有问题（胃痛、胃胀气、胃食管反流）	容易紧张、焦虑、低落、抑郁	1. 忌口上肠火的食物，如蛋、蒜、韭菜、虾、奶类制品等 2. 早餐前补充益生菌 3. 忌口上胃火的食物，如糯米、竹笋、甜食和五谷杂粮（含黄豆制品）
肾虚（水肿、掉头发、头发变白）	恐慌、容易受惊吓、不耐烦、神经衰弱	1. 补充含钙食物 2. 补充柠檬酸钙。每天早、中、晚餐后及睡前各吃一颗柠檬酸钙（规格为每颗 1000 毫克，含纯钙 200 毫克），待状况稳定后，可改为每天早、中、晚餐后各吃一颗 3. 忌口上肝火食物
肺虚（咽喉反复发炎、气喘）	忧虑、悲伤、钻牛角尖、总担心发生不好的事	1. 忌烟、酒 2. 空气质量不佳时，请戴口罩 3. 优质蛋白质认真摄取 4. 主食认真吃 5. 忌口刺激性食物 6. 忌口寒性食物和冰品、生食 7. 忌口影响神经的食物 8. 不吃表面有绒毛的食物，如猕猴桃、水蜜桃、草莓、枇杷等 9. 补充百合、银耳、莲子、莲藕、西洋参、山药

续表

身体状态	对情绪的影响	对应方法
缺钙（难入睡、浅眠多梦、半夜醒来睡不着、失眠）	情绪低落或狂躁、容易惊恐、易暴怒、焦虑不安	1. 摄取含钙食物，包括绿豆、油菜、空心菜、卷心菜、紫色苋菜、木耳、干香菇、杏仁、红枣、莲子、榛果、蛤蜊；海带和紫菜也含有钙质，但是甲状腺有问题的人不建议吃 2. 早、中、晚、睡前各吃一颗柠檬酸钙（规格为每颗1000 毫克，含纯钙 200 毫克），状况稳定后可以改为一天三次 3. 忌口刺激神经的食物
甲状腺功能亢进（体重下降、易饿、手抖、怕热、多汗）	过度要求完美，易钻牛角尖，易激动、焦虑	1. 忌口上肝火食物、不熬夜 2. 忌口含碘量高的食物 3. 忌口咖啡、浓茶、瓜拿纳茶、刺激性食物和香辛料 4. 三餐饮食要均衡。患有甲亢时，基础代谢率会异常高，要适当增加优质蛋白质和淀粉的摄入量，必要时一天可吃 4—5 餐 5. 注意补充钙，如含钙食物、柠檬酸钙 6. 尽量不抽烟、喝酒
甲状腺功能减退（身体易疲劳、易水肿、体重增加）	寡言少语、情绪低落	忌口十字花科蔬菜
多囊卵巢综合征（月经不规律、长痘、肥胖、体毛增多）	焦虑、抑郁	1. 忌口会影响妇科状况的食物：蛋类制品、奶类制品、鱼、山药、竹笋 2. 忌口带壳海鲜、软体海鲜、高胆固醇及锌、硒含量较高的食物 3. 忌口寒性食物，下午四点后不吃叶菜类和水果 4. 忌口上火食物 5. 不熬夜、做好情绪管理
蛋类制品过敏（没有食欲、脱发、失眠、便秘）	易怒、脾气暴躁、注意力不集中	严格忌口蛋类制品至少一年

续表

身体状态	对情绪的影响	对应方法
黄豆制品过敏（失眠、胃痛、胃胀气、胃食管反流、长痘、妇科肿瘤）	情绪低落、忧郁	忌口黄豆制品：豆干、豆皮、豆腐、豆花、豆浆、黄豆芽、素鸡、素肉、味噌、毛豆、纳豆、素火腿、豆豉等
吃到影响神经的食物（失眠、痛经、神经痛）	躁郁、容易激动、神经衰弱、睡眠质量不好	忌口影响神经的食物：鲑鱼、糯米制品（包括油饭、汤圆、麻糬、酒酿、粽子、年糕等）、竹笋（包括笋丝、笋干）、大白菜、小白菜、大黄瓜、小黄瓜、苦瓜、丝瓜、葫芦、冬瓜、芥菜（包括雪里蕻）、白萝卜、菠萝、杧果、龙眼、荔枝、水蜜桃、哈密瓜、香瓜、巧克力、咖啡、浓茶、可乐、瓜拿纳茶等
缺乏血清素	情绪低落、忧郁、易怒、焦虑	补充含血清素的食物，如香蕉、低温烘焙的坚果、鸡肉、五谷杂粮、海藻（海带、紫菜、裙带菜等）等
缺乏叶酸	抑郁、健忘、痴呆	补充含叶酸的食物，如深绿色蔬菜、瘦肉、肝脏、胡萝卜、猕猴桃等

* 表格中保健品、蔬菜、水果、主食、肉类的食用禁忌请参考“择食说明”里的相关内容。

目 录

Contents

情绪二：愤怒

情绪三：挫败

情绪四：不平

情绪五：嫉妒

情绪六：悲伤

情绪七：自卑

情绪八：讨好

情绪九：愧疚

情绪十：逃避

择食同学心得分享

孙俪推荐序

邱老师教会我对食物的断舍离

我喜欢这本书，它让我很感动，邱老师这样开诚布公地说出自己的各种经历，愿意与所有人分享自己的挫折和低潮，我想大部分人可能都无法做到，我觉得她很伟大。

自从跟邱老师学习择食之后，我最大的体会就是：她教给我们的相当于“对食物的断舍离”。当我们能够把自己的欲望降到最低，三餐都只是简单地吃到身体需要的营养，生活也就跟着变简单。所以我在择食之后，除了外表和健康的变化之外，也意外地发现了心境上跟以前不同。心灵变得越发安静了，对心灵成长的相关事情特别有兴趣，也开始研究疗愈和养生的知识。这些内在的改变，倒真是出乎我的意料。

邓先生常说，别看我因为择食好像吃得很简单，事实上，我反而是最懂得吃的。因为我按照择食的精神，吃饭的时候，都是用简单的清汤去烫肉或是青菜，顶多蘸一点好的酱油，因此食材都得很新鲜，一点点不新鲜的味道，我都吃得出来，所以我才是最挑吃、最懂吃的。我倒觉得这跟我们的心灵也有点像，如果心可以单纯、不乱，对身边的人和事必定非常敏感，同样也必定能为细微的事而感到快乐。

认识邱老师，是因为几年前我在拍戏的时候，跟朋友聊到一直想瘦一点，我朋友便说起《吃到自然瘦》这本书，还告诉我好像真的很有用，很多人都尝试照着书上说的做，但只有少数人能坚持下去。我当时就挺好奇到底有多难，如果真的有用，我也想试一试。后来正好为戏宣传，有机会到台湾，我想通过朋友帮忙，跟邱老师约咨询，了解一下我的身体该怎么调养。好不容易约成了，朋友特别警告我："你可不能迟到，邱老师最讨厌人家迟到。"到了见面的那天，我因为前面的采访延误了，迟到十五分钟，结果第一次见到邱老师，只觉得她很有距离感，还因为我迟到，脸色也不太好看，我那个时候挺怕她的。

但照着她的饮食规则坚持下来，我自己感受到了健康和外形上的改变，觉得真的很神奇，因此也到处跟朋友宣传择食，因为效果太好了，连我的家人也跟着受影响，偶尔跟着我择食。我生第一胎的时候还不认识邱老师，怀第二胎时照着邱老师教的方式吃东西和照顾自己，整个孕期心情都很平稳，所以我真的相信吃的东西和情绪是有关联的。

我只要有问题就立刻问邱老师，等跟她熟了才了解她个性其实很好，她每一次都好有耐心地解释给我听。我们现在已经是很好的朋友了，不论她到上海或是我到台湾，一定都会相约吃个饭、喝个茶的。

对了，我还是看了这本书才知道她原来已经五十多岁了，我之前虽然好奇，但是不好意思问她，知道之后，我真的好惊讶，她自己真是择食效果最好的证明。

著名演员　**孙俪**

徐嘉檣推荐序

择食之后，体会到由内而外的改变

“哇，你变成邱老师了。”我望着锦伶利落的短发，不禁回想起多年前那长发飘逸的身影。

在一场“法国乡村之旅”的行前说明会上，一位皮肤白皙的长发女郎，一下子就吸引住在座所有人的目光，她的气质让我不禁联想到古典美人胡因梦。接着，在普罗旺斯的旅途中，虽然二三十名团员可以各自选择行走路线，但我不知不觉就常常跟锦伶走在一块，她不俗的谈吐以及独特的品位，总让人如沐春风。

锦伶最让我敬佩的是，她丰富的学养，不是来自傲人的学府，而是来自家庭与个人的好读好学。多年后，她能成为择食养生专家“邱老师”，我一点都不意外，但她选择了医理这条路，而且成为畅销作家，却完全出乎我的意料。后来，我才知道这个人生契机，竟然是从巨大的身心打击里萌生。以前，她把坚强的个性藏在美丽的长发之下；现在的短发，则刚好象征了她果敢的重生。

锦伶的择食养生之道，恰恰也是她重生过程里的自我学习与体悟。这个“道”，由内而发，源自对家人的关切及自我的受创经验。所以，她的养生咨询一直都是从“心”出发，要人面对自己的情绪、人际关系，克服自我饮食的惯性障碍，只有这样才能恢复“身心小宇宙”的平衡。

她常说我们俩都有“老灵魂”，这个老灵魂似乎对心灵的感受特别深刻。虽然成名之后，获取金钱已非难事，锦伶仍安贫乐道，反而更关心穷苦受困的人与动物。她不汲汲营营于物质享受，更不愿用过度的身心消耗来换取身外之物，跟择食养生从“心”出发的一贯道理相同，她用实践来“证道”，也让她的追随者放心地过择食生活。

资深媒体人　**徐嘉樯**

周湘琦推荐序

选对食物，让自己拥有健康和正能量

从《吃到自然瘦》开始认识邱锦伶，转眼已经四年多了，她常常说自己绝对不是神，也最怕别人“神化”她。我从来没有把她当作神，而正因为她也只是一个平凡人，所以她的可爱是那么珍贵。平凡人跟神的差别在于，平凡人要花费时间和心力，让自己渐渐成为活得自在、快乐、平和、善良的人，而神可不需要这些努力。因此我才会说她的可爱珍贵。

熟识邱老师的人才会看到她可爱的一面。她爱撒娇、爱笑，有时候跟她斗嘴或开玩笑，她的气度也惊人地宽广。我与她还吵过架，那次的经历正是我真心喜欢她的开始。

当时因为看法相左，我跟她吵起来，事后觉得是自己态度不好，因此鼓起勇气，战战兢兢打电话给她，心想她应该免不了要让我难堪一下吧。结果电话那头传来她轻松的语调：“你好哇！”我大吃一惊，她竟然没有生我气吗？邱老师说：“我早就没事啦！”然后她接着说，“我本来就是这样啊，又不是什么大不了的事情。”这份豁达让当时的我感到惊讶，在更加了解她之后，才明白这本来就是她的个性。我总是认为，吵过架还能成为好朋友，那就是彼此有了解与信任，我们的确渐渐成为知心的好朋友，并且也因为这件事，我对她的情绪管理能力有了超强印象。

当我们更熟悉之后，我对她有了某种程度的依赖。每当我有烦恼的事情，想要听邱老师的意见，她也总是能用更宽广的角度看事情，然后一语破的地立刻点醒我。(虽然这样有点对不起她，总是把她当“垃圾桶”，在此向邱老师深深鞠一躬。)

在入世的人生中，慢慢过上出世的生活，她始终朝着这个方向前进，直到达到目标，许多人从表面看只感到羡慕，殊不知她付出多少努力才换来这样的生活。于是有一天，我们聊到为什么许多人无法像她这样勇敢地改变自己的人生，她说：“这其实跟心脏无力有关。”啊？什么意思？邱老师开始解释给我听，听完后，我才了解，原来食物不只会影响身体的健康，还会影响我们的情绪，甚至是思考方式！

我再回想跟着邱老师择食之后自己的变化，除了我曾经讲过的变得有耐心之外，一直是个悲观主义者的我，现在常被别人问：“你是怎么可以这么乐观的啊？”以前一件事情不高兴，我低落的情绪可能会持续四五天，现在甚至无法超过十五分钟……种种变化，都证实了邱老师的理论呢。

于是这本书就这样诞生了，希望有更多人可以了解自己的情绪，也能够学会借由选择对的食物来获得正面能量，踏上一条自在、快乐的养生之路，不被命运困住。

时报出版　第三编辑部　总编辑　**周湘琦**

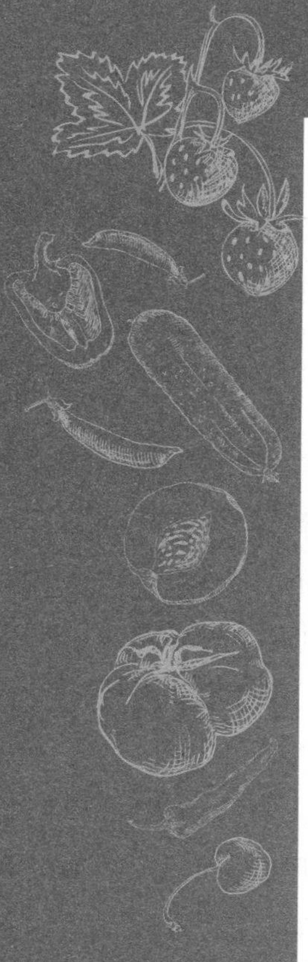

自序

倦怠、悲观、不自信？因为心脏无力！

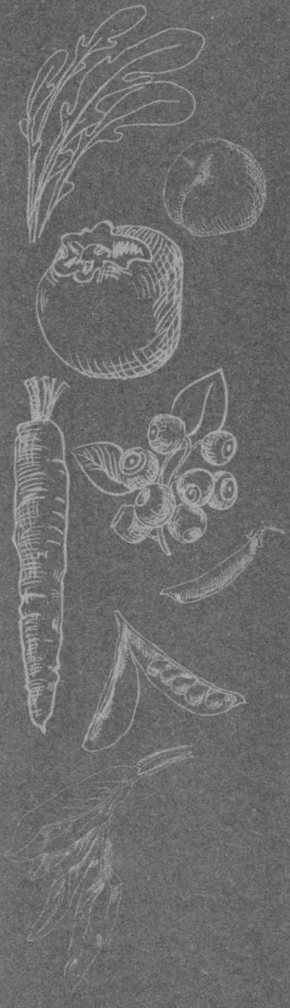

情绪不好又无法倾诉，那就心灵择食吧

中医理论中有这么一句话："万病由心生。"有许多病都是由"心"引起的，我在咨询过程中，更是一再地证实这个理论，这也就是我要出这本书的原因。

时代以光速变迁，现代人的压力只会越来越大。做父母的多半都得工作，工作之余要照顾子女，自己的情绪无法消化，对待孩子的时候难免反映出自己的情绪，这就是我们所谓"原生家庭"的问题。据统计，台湾地区有五十五万五千户单亲家庭，这些家庭的孩子在成长过程中心灵所受的伤害，足以影响他们的一生；双亲家庭长大的孩子，一样会在成长过程中受到伤害，而如果没有好好面对这些伤害并且找到疗伤的方法，也可能对孩子造成一辈子的影响。

价值观、自我评价、对爱情的渴望度、别人的肯定等，都是影响我们情绪和心理的重要因素。有很多性格和身体健康的问题，都是由很难觉察的心理问题带来的，所以好莱坞的电影里，许多主角都有自己的心理咨询医师。但是台湾地区始终没有这样的风气，我想基本原因是，一般的咨询师都是以客观的角度来做咨询，让咨询者自己把问题说出来。西方文化通常比较开放，所以咨询对他们会有所帮助，但是东方人对于自己的隐私或是心理上的伤痛，往往难以启齿。所以在台湾地区，心理咨询做起来非常困难，甚至有许多人至今不敢去挂精神科的门诊，生怕自己被贴上"神经病"的标签。

在咨询的过程中，我也往往发现咨询者会回避一些心理上的问题，越是位高权重的人，这方面的防卫就越强，所以我发展出“心灵择食”。我的方法很简单。当人们有情绪问题的时候，它会反映到身体上并产生症状。心灵择食和一般心理咨询最大的不同，就在于我们是从身体的症状反推回去，即你有什么样的身体状况时可能有什么情绪问题。反推出来你可能有什么情绪问题后，我们可以通过你的饮食来调整。身体状况调整好，就会带动情绪的提升。

在这本书里，大家将会看到，许多案例都有一个共同的特点，那就是“心脏无力”。很多人因为长期优质蛋白质摄取不足、不吃主食，却有很多需要耗体力的事情要做，或者是迷信光靠运动可以减肥，过度耗损心肺功能，再加上营养补充不足，很容易心脏无力。

这是许多现代人的通病，你如果不相信，可以观察你自己或者身边的朋友同事，有没有以下的状况：容易担忧、多疑，觉得自己对什么都提不起劲，常常感到疲倦，仿佛找不到生活的动力。这些状况很多时候看起来就像是抑郁症，我相信大家或多或少都认识这样的人吧？

如果不想靠药物来解决这样的问题，就可以试试用择食的方法来调整，把心脏的功能调整好，负面思考就会渐渐远离你，当你开始感觉有活力了，对很多事情就会有正面乐观的思考。

因为没有勇气改变，所以要一直忍受不满吗

很多人以为我可以一直做闲云野鹤，只是命好，所以我想和每一个看到这本书的人分享，分享那段我也被困在一份又一份的工作里的人生。

我其实从很年轻的时候就开始工作，刚开始和任何人都一样，只是整个职场里的一只小虾米，也如同所有小虾米一样，每天就是上班、下班、回家、上班……日复一日地过着工蚁般的生活。那个时候，我知道自己不快乐，我不喜欢这样的生活。每每待在办公室里，透过窗户看见外面的蓝天，我就觉得应该要跷班出去玩啊！当窗外下着雨，我就觉得这种时候应该窝在家里好好看本书、听个音乐什么的。总之我觉得办公室像一个特大号的鸟笼，而我的躯体被关在这个笼子里。

可是那个时候我没有办法，因为这是我赚取生活所需金钱的唯一渠道。除了不喜欢被关在办公室里，所谓的“人际关系”或是“职场政治”，也一直让我觉得很有压力，尤其我又是比较敏锐的人，当别人都还没有察觉时，我就已经看透接下来会发生什么情况，对那些派系之类的复杂关系，我觉得很无力。因为工作上这些让人不快乐的因素，我当时就想，如果有一天我有能力，一定要做不用上班也能赚钱养活自己的工作。当我有这个念头后，我就下定决心朝这个方向去努力，累积自己的实力。

不可否认的是，尽管我觉得被关在笼子里，但年轻的我在工作上一直还是非常卖命的，并且不断吸收跟我工作相关的知识信息，这些都使得我在工作上有好的表现。所以后来有一天碰到一个厂商，那个老板很欣赏我的才华，就挖我去他那儿上班。他当时所能给出的薪资并不及我原来的薪水高，但他能用给我自由来换，他答应我可以在家里上班，有作品就拿到公司去，工作内容还包括飞来飞去看展览和采购样品。

这份工作对我最大的诱惑，当然是能在家里上班，而可以飞来飞去，更是我当时求之不得的。二十几岁的我非常向往独立，可是家里管得很严，又有门禁——跟朋友相约吃饭聊天，也得遵守晚上十一点的门禁。我渴望自由，一如我不想在办公室工作一样，如果这个工作需要飞来飞去，家里就会慢慢习惯和接受我不再是乖乖住在家里的女儿的事实，并且这也会让父母了解我有能力一个人在外面生活。所以我没考虑太久，就决定去新公司上班。

当你感到对现有的生活不满，一定得做些什么去改变它时，虽然一时半刻也许无法改变，但只要你愿意先把现在能做的做好，一旦机会来临，就是你可以改变的时候了。如果你不满足或者不想要现在的生活方式，却只是不断抱怨，那就什么都无法得到。

我一直都是当有所不满的时候，就开始想我到底要什么，等有一个很明确的方向后，我所做的每件事都在朝那个目标前进。当然人生不如意事十之八九，但唯有我做好准备，当如意的那一刻来临，我所要的才能够实现。

来找我咨询的人 80% 以上都会提到对现有生活模式不满意，却又觉得无能为力。很抱歉，那真的只是因为你太懒惰，或是太胆小。大多数人都害怕跨出去之后的未知或失败。这个问题的症结其实很容易解开，只要你把物质欲望先整理一遍，确认让自己活着的必需花费，而去掉那些只是为了弥补空虚，甚至是满足虚荣所需的花费，你一定会发现其实要活着并没有那么难。所以勇敢地给自己一次实现理想生活的机会，就算失败了，也不必太害怕会没有工作，除非你对工作的要求也有虚荣成分在里面。我的意思是，如果要找一份可以养活自己的工作，是可以有很多选择的，为了理想生活而努力，情况再糟，也不至于让你活不下去啊。

当然有些人是例外的，也许有沉重的家计，非你扛不可，那么你至少也可以为自己真正有兴趣的工作而努力，在现有的工作中，想想你真正喜欢的是什么，然后为自己规划好往喜爱的工作转变的进修道路，慢慢铺路，即便是跨领域的尝试也不要感到不可能。

想清楚自己到底要什么，其他该牺牲就得牺牲

我自己的工作一直都在跨领域，虽然很多人以为设计师就是设计师，工作内容都一样，但其实设计也有很多不同的领域。像我是学广告设计的，第一份工作是画广告影片的脚本，之后转成平面设计，再从平面设计转成金工设计，再转成产品设计，就拿产品设计来讲，也会因商品的不同材质而分成不同的类别。不断跨领域的原因就是我不安于现状，当这个现状让我觉得像是一潭死水的时候，我就会想要走出去再找让自己有设计热情的领域。跨到最后，我所得到的经验就是，做任何事情，专业经验都只是其次，你在跨越的是你自己——过去的自己。

现在我的生活可能是很多人羡慕的，比方说我一年只工作一两个月，大部分的时间都是可以完全自主支配的，但我并不是一夜之间就能获得梦幻生活，而是从很年轻的时候，当我意识到自己当一个上班族不会快乐时，就不断在人生的选择中，不偏离这个方向地往前走了。有人问我，每一种选择都有得有失，当我选择了自由，失去的是什么呢？我恐怕很难给各位一个满意的答复，因为我实在太满意现在的生活了，这是我努力追求来的呀！

记得多年前，我有一次跟同事们聊天，大家都在抱怨自己的工作，觉得很不开心，但又都觉得至少这份工作提供了一份安稳的薪水，外面的工作也很难找，如果毅然辞职，也不知道能不能顺利找到合适的工作。于是大家开始讨论：

“究竟要有多少存款，才会让你觉得有安全感，而敢辞职去寻找喜爱的工作？”大家纷纷说四百万、两百万、五十万（本书所有涉及金钱的内容，单位都是“新台币”），等等，轮到我的时候，我的答案让大家跌破眼镜，我说：“只要我银行户头里有两万块，我就敢辞职。”她们都觉得很奇怪，这两万块是怎么算出来的？怎么可能有区区两万块我就敢辞职？

当时我一个月的开销，把吃饭、交通费用、房贷（当时一个月是七八千块）加起来差不多就是两万块，如果我辞职了，以我的工作能力，只要给我一个月的时间一定可以找到合适的工作。看到这里，有人也许会觉得，那是因为我房贷只要七八千块，负担没那么重。我要说的是，的确，房贷是当今很多人的沉重负担，问题是，当你一个月赚三万块的时候，你就没有必要去买两千万的房子。然后借口又来了：“台北市的房子哪儿有一千万以下的！”但是台北市周边有啊，像我买在近台北市的山上，当时行情一栋大约三百万，我的月薪正是三万，扣掉基本开销和给家里的钱，我大约每个月也还能存五千块，所以我虽然钱赚得不多，但从来不会觉得自己生活得捉襟见肘。

我一直强调，大部分人对钱的不安全感，其实是自己幻想出来的，如果要跟各位分享为什么我对钱没有各种莫名的恐惧，那要归功于我人生最低潮的黑暗期。看过《吃到自然瘦》的朋友可能已经知道我的经历，但是在第一本书里，我没有提到这个经历对我除了开始追求养生之外，在金钱观上的影响，因此在这里简短地讲述一下。

前面提过，我本来的工作是设计师，后来因为做手术，一个要用手画设计图的人右手瘫痪了三个月。在我生病以后，我原来上班的那家公司也倒闭了，而在它倒闭之前我有半年没有拿到薪水，紧接着父亲开始生病。因为自己的问题，加上父亲的病，我前后有两年的时间没有工作，这对我而言是怎么算都算不到的大意外。

我买房子的时候只有三十六岁，当设计师的时候薪水比较高，每个月大概是四万三千块，买房子之前因为母亲帮我跟会（一种民间筹备资金的方式），每个月要交一万块会钱，孝敬家里一万块，房租六千，就这么存下了买房子的钱。本来以为自己的人生就会这么过下去，但是到了三十八岁发生这些意外的时候，我的银行存款经过买房子和简单的装修后只剩下三十万，我开始思考自己该怎么过日子。而本来就对设计工作渐渐失去热情的我，接下来又该做什么？除了设计之外我能做什么？我对未来只感到一片茫然。

以前我是家里的娇娇女，爸爸常把“没关系，工作不开心就回家来，老爸养你”挂在嘴上。虽然我搬出去独立生活时，曾发誓再也不用家里一分钱，但父亲的这句话，像是一个永远的后盾，让我很有安全感；而当时在家里工作就能有四万三千块的薪水，扣掉必需的开销之外，所有的钱我都花掉，包括每年去欧洲旅游，等等。而今我用每一分钱都需要谨慎小心，要确定每一分钱都用在刀口上，因为我不确定我的未来在哪里。由于没有想清楚，自己的身体又出了问题，并且也想多陪伴生病的父亲，我没有找工作。

父亲被确诊为肺腺癌后，我从不知道到底要做什么样的工作，到每天都上网去找工作，只要有一个工作可以让我安定下来，让父亲可以不要为我的未来担心，让他可以放心地走，我都愿意去应聘。而我的幸运是，当时同仁堂要在台湾地区开业了，因此也在招人，最后我选择了那份工作。

身处其中的时候，我觉得那是人生最低潮黑暗的时期，事过境迁后再回头看，发现那两年奠定了我这辈子不再为钱担心的安全感。因为过过“穷日子”，所以我知道穷日子可以怎么过，我明白了穷真的没有那么可怕，它训练我花最少的钱去打理我的日常生活，放下以前做设计师时的虚荣。以前让我快乐的事情就是购物、出国旅游、打扮得漂漂亮亮；但是在穷的时候，我发现要得到快乐，其实是不需要花钱的。譬如说天气好的时候出去散步，闻到空气中青草的味道、树叶的味道；下雨的时候在家里泡一杯茶，欣赏水雾渐渐凝聚、飘散；把读过的书拿出来重新读，得到新的体会……这些快乐通通不用花钱。因为那两年的日子这样过来，所以后来才会有我那一段对钱的安全感的对话。如果你不快乐的原因只是不满意现在的工作，但是又不敢跨出去，为了钱而一直泡在不快乐里面，那你真的应该勇敢地改变一下了。哪怕是一段不快乐的婚姻，也不应该不做任何事情，而终日郁郁寡欢。

当我这么对来咨询的人说的时候，他们常常会理直气壮地回我：“你知道我每个月不吃不喝开销就有多大啊?!”这个回答非常好，因为这正是我们可以去思考的。先说说房贷和车贷吧。前面我提过买房子还是要量力而行地选择地段，而车子，住台北市你还要贷款去买车？在地铁、公交车等公共交通工具如此方便的一个城市，你要贷款去买车，然后还哭穷，谁会同情你？再来说说养小孩。你给小孩上这么多才艺班，对小孩的未来真的有意义吗？上这些课孩子真的开心吗？还是你只是为了跟别人比较，为了自己的虚荣心？其实我也不反对以赚钱为人生目的，如果你想要赚很多的钱，成为有钱有权有地位的人，希望人家看见你都会起立鼓掌，那这中间你所要付出的代价，也就要好好承受，没有什么好抱怨的。如果你一直抱怨，那只证明这也不是你真的想要的，重点就在于要认清楚你的人生目标究竟是什么。

四十岁开始当学徒，我都经历了什么

很多人都知道我在同仁堂工作过，许多中医的理论和经验都是在那个环境里培养出来的。但是我进同仁堂的时候已经四十岁了，在中医这个领域，我是一片空白的零基础，对一个四十岁的人来说，要从头学起并不是件容易的事。那一批同仁堂在台湾地区的创始员工中，我是年纪最大、学历最低的，我清楚地知道自己条件最差，所以受训的一个月中，我每天早上九点进公司，下班最早也得晚上九点了，而且一整个月是没有休假的，因为培训的时间非常紧凑。很多人都觉得这个压力让人无法喘气，进去的时候七个人，开业的时候只剩两个，其他人都因为压力太大而跑掉了。我也没有比别人更好的抗压性，我只是不断告诉自己："这是我要的，如果不肯努力，我就不会得到我要的。"

我当时的目标是起码要懂得怎么把自己的身体调理好，我很感谢老天爷给我进入有三百多年历史的同仁堂的机会，可以在里面学习，而且还有薪水拿，所以我总是很努力并且主动地做所有的事情。我相信只要肯做，就算是最微不足道的杂事，也一定不会白费，所以我的努力被看到了，最后我才可以得到公司领导的看重，让领导把药材里面最昂贵的野山参交给我管。

年纪大可以被视为缺憾，但我觉得，正是我的年纪让我有足够的阅历去看待所有的挫折和困境。我也曾压力大到晚上九点多站在长春路上哭。每天不得休息地吸收知识和工作，我真的觉得我快要窒息了，不只是工作量的压力，身体累只要睡觉就好，而心理上的累，对自己的破坏性往往更难以评估。当时我的同侪间有人看不起我、欺负我，完全是职场霸凌，有好几次实在气不过，我是跑到店外面的马路上哭完再回去工作的。

四十岁才开始进入一个完全陌生的行业，一切从头学起，教我的人年纪比我小很多，我当时觉得别人的态度就是把我当成个屁。我们有一天要处理药材，那天天气很冷，我的手要泡在水里洗天麻，一个一个洗刷，没有人愿意做，就是我去做。

我的“复仇”也来得很快。三个月后那个欺负我的药师负责某场员工训练，董事长、总经理都在场，我因为够用功，在他讲完课让大家自由发问时，我踊跃发问，一层一层剥开问。中医学其实是门逻辑非常强的学问，并且需要触类旁通，但那位药师是死背型的人，我这里抽一个问，那里抽一个问，问了几个问题他都答不出来，居然哭了。其实我当时只是想要让他知道，我已与以前的我不可同日而语，他别想再看不起我罢了。照理说回答不出来，他大可以大方地说：“嗯！这是个好问题，我回去研究之后告诉你。”但因为他欺负过我，所以会觉得丢脸，这就是心胸与气度的问题了。

因为有四十年的阅历，我才能够在经历那些挫折之后，哭完继续不放弃地追求我想要的。若是二十多岁的我，一定会觉得老娘不做就是了，谁稀罕！那么也就不会有今天的我啦。

健康应该是只靠吃就能解决的事

我真不是空口说白话，如果我一生都是人生赢家，很多事情我一定会看不透，想不清楚，我也可能会选择逃避，但就因为我也曾在困境中挣扎，才知道只要面对、突破，就能走出一条路。

我一直觉得养生应该是只要正确地吃，身体就会越来越好，而不是长期靠某些营养补充品或代餐来维持健康。基于这个信念，我开始想要自己出来走独立咨询的路。为了实践自己的理念，我决定朝这条路继续前进。因为能够把生活开销降到最低，只求有一口饭吃就好，所以我毫无顾忌地开始自己做很多研究。那些在身体功能还未恢复之时所需要补充的保健食品，我上网去找，找到加拿大的健康食品，它比台湾地区卖得便宜三分之一到一半的价钱，但它的质量是国际认证的，我不卖保健食品赚取费用，我只建议大家自己去网站上买。

我开始研究到底应该怎么吃，用自己的身体去试、去执行。我发现自己的状况开始比之前吃保健食品时还要好，我更有信心可以做独立咨询。但是当我询问朋友的意见时，朋友们几乎全部反对，她们认为台湾地区没有这种文化和背景，没有办法接受不卖产品的独立咨询师，她们都认为我一定会饿死。但我执着地想反正银行里的存款可以支持我去按照我的理念走走看，若真的走不下去，再找工作也不迟。

当时有朋友介绍我去身心灵中心开课程给客人听，客人听后若是觉得有帮助，再自己找我咨询。没想到两三个月后这个收入就可以支持我的基本开销。我一个星期只工作三天，却可以让自己不但在生活上拥有自由、赚取生活所需，更因为可以帮助很多人重获健康而在心灵上获得满足。听起来我的工作好像真的时间很短，但只要是找我咨询过的人，都可以随时发信息或打电话问我各种养生的问题，因此我在家里也常要接咨询的电话，我却丝毫没有不耐烦，因为可以分享自己的养生理念，真的很快乐！

走上独立咨询这条路，我与咨询者之间的关系非常直接，因此我渐渐发现食物对情绪的影响。每个咨询者一共咨询四次，每两个月来一次，等于要咨询半年以上，我会持续追踪他们的健康状况，每一次我除了记录身体上的问题之外，也记录他们的情绪，发现了他们在情绪上的变化。

我的科学逻辑来自同仁堂那段工作训练和经验，以及廖叔叔健康屋的营养学知识，其他就是不断由自己的身体和朋友的身体来印证我的逻辑推演。掌握了人体运作的基本理论后，从基础上去推演应该可以怎么样，然后去尝试，身体就会告诉我这样的推演对或不对。很幸运，我确实有这方面的天分，这让我越来越懂得如何大胆推论、谨慎执行、检验结果。

累积多年自我实践和咨询经验后，这本书以向我咨询过的人的真实案例，来让大家理解食物和情绪的关系，并从中找到与自己相同的状况，找到调整情绪和身体的方法。书中为顾及个人隐私，所有案例人物名称和背景皆为虚构。

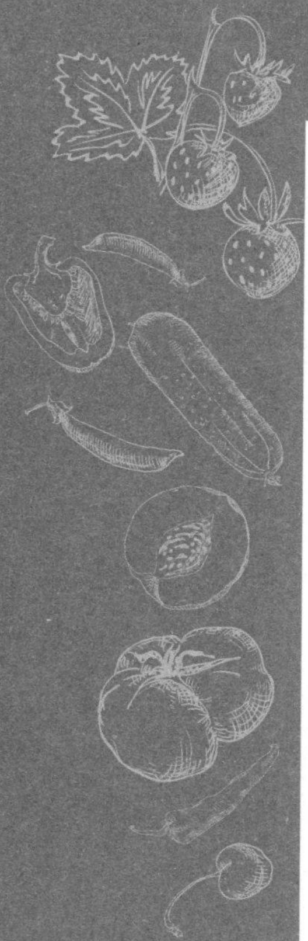

情绪一：焦虑

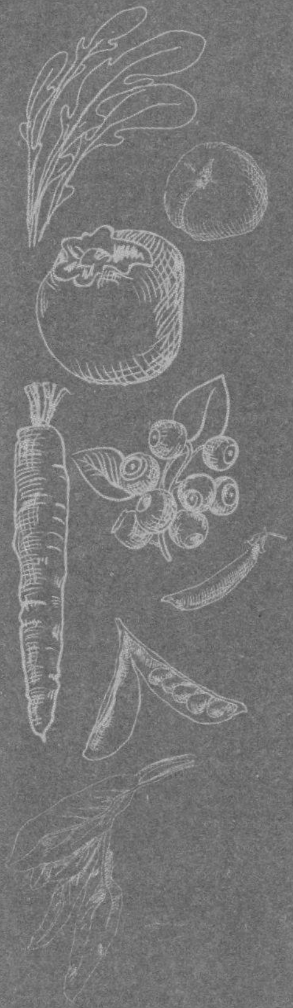

真人实例：抗压能力差、不耐烦、注意力不集中

姓名：章意真（女）
年龄：28 岁
职业：开发人员
调理重点：易疲倦、嘴馋、怕吵、失眠

我的工作是负责替公司开发新的产品，这也是我从学校毕业后的第二份工作。

自从进入这家公司，工作压力常常让我觉得喘不过气，因此我变得格外怕嘈杂的环境，每次只要公司里有同事打电话音量太大，我就觉得整个人很烦躁，很想直接叫他闭嘴。（当然我都忍下来啦。）

除了常常加班之外，就算准时下班的时候，回到家我也往往觉得疲倦不堪，家人找我讲话，我都会觉得很烦。更糟糕的是，我总是心里慌慌的，生怕自己有什么工作上的事情遗漏没有处理好，第二天会被主管责备。

这种莫名的不安让我很困扰，更影响我的睡眠质量，我变得很难入睡，有时候好不容易睡着，却被脑子里某个念头吓醒，比如突然想起某个厂商的名字，

我就会变得非常清醒，回想今天在公司跟对方通电话时，是否有哪一个点讲得不够清楚，会不会影响下单或出货?

这样的日子，我已过了两年多快三年，情况越来越严重，从偶尔失眠，变成习惯性失眠。

接着我发现自己的注意力越来越无法集中，总在别人讲 A 的时候，我却联想到：“啊！ B 事件好像还没有处理。”每当这种时候胃部就开始闷闷重重的，那种感觉好像是中午吃的饭到傍晚都还消化不了的样子。

另外，我开始变得零食不离手，总觉得吃零食可以舒缓我的不安，但是付出的代价当然就是我的体重直线上升。最惨的还有呢，如果我连续工作比较久，就会莫名其妙地得急性肠胃炎，每次得肠胃炎医生都叮嘱我不要乱吃，但偏偏越不能吃就越想吃，整个就是恶性循环。

我希望可以找到方法让我的人生过得自在一点，不要随时处在自己有什么地方会出错的紧张里。

邱老师分析

心脏无力的人会有的症状，多到超乎想象：抗压能力比较低，面对压力容易出现心慌、烦躁的情绪反应；在饿或累的时候，也比较容易不耐烦。在日常生活中会常常觉得疲倦、提不起劲，能坐就不站、能躺就不坐……而且还会容易嘴馋，一整天嘴巴都停不下来，有机会就会吃零食，然后正餐吃完，一定要来个甜点才觉得满足。

问题就在于当这样的人去做心电图，往往看不出有什么问题，顶多就是二尖瓣、三尖瓣有点“叛逆”地小脱垂而已，所以医生通常都会叮咛定期做检查，没有什么太大的关系；但是心脏无力对情绪和实际生活的影响，可是很大的，严重起来可能会让人觉得人生很乏味而活得不耐烦呢。

在这个案例里，意真还有怕吵、注意力不集中和失眠的问题。这些状况通常可能跟缺钙有关，也跟平常习惯吃的食物有关。吃到不对的食物也会造成怕吵、注意力不集中和失眠，所以就算你去看再好的医生、吃再好的药，只要有食物这项“变量”存在，你也只能治标不治本。

择食知识点：

心脏无力的症状：抗压能力低、嘴馋、烦躁、没精神。

怕吵、注意力不集中、失眠，可能是因为缺钙。失眠也可能是因为吃到影响神经的食物。缺钙和贫血的人不宜吃五谷杂粮。

邱老师饮食建议

一、心脏无力的饮食调整：一天三餐认真补充优质蛋白质和淀粉。

何谓优质蛋白质？大家要知道，蛋白质（来源为鱼、肉、豆、蛋、奶）在高温沸腾的情况下，只要烹调超过十五分钟，就会变成劣质蛋白质，不但对身体没有好处，反而会造成负担。因此我才会不断强调，任何蛋白质食物烹调的时间，一定要在十五分钟以内，这样才会吃进对身体有帮助的营养。

要调整心脏无力的状况，建议以红肉中的羊肉和猪肉为主。因为红肉中富含能增加肌肉耐力和爆发力的左旋肉碱，可以使心脏更强壮，因此对改善心脏无力有帮助。但是，可不要以为一整天拼命吃肉，就能立刻改善身体的状况，吃太多也会适得其反，我们还是要依个人的条件来选择吃多少量。下面有一个简单的公式，大家可以依照这个公式来计算自己需要吃多少优质蛋白质，以生肉为例：

（身高 -110）$\times 3.75$ 克 $=$ 你一天需要的生肉的克数

我们可以把算出来的结果分成五份：早餐吃两份、午餐吃两份、晚餐吃一份。因为太晚吃肉会造成身体负担，所以晚餐尽量在晚上七点半以前吃完，这时候内脏运作变慢，因此肉的分量可以少一些。

“不要再因为想减肥而不吃主食”（×3），这句话要说三遍，因为真的很重要，主食中所含的淀粉是心脏绝对不可或缺的营养素。只是主食有很多种，什么样的主食才是对身体好的呢?

一直以来坊间有许多报道总是强调五谷杂粮对身体有多好，五谷米、十谷米、燕麦奶、杂粮面包……我在咨询的过程中，不断遇到追求养生而狂吃五谷杂粮，却吃出一堆问题的人。

因为许多人其实对五谷杂粮是有过敏反应的，比如皮肤痒、胃闷、胀气、胃发炎、牙龈肿痛或出血等。当我告诉他们这些问题的凶手就是五谷杂粮之后，多半的人都会觉得难以置信。事实上麦类之中含有的麸质，就是造成这些身体过敏反应的元凶。除了对麦麸过敏的人之外，缺钙和贫血的人也不适合吃五谷杂粮，因为谷物的植酸、草酸含量高，会抑制铁质和钙质的吸收，所以一定要了解自己的身体状况，再来选择怎么吃。

那么主食到底应该怎么吃?不是说白米所含的精致淀粉对身体也没什么好处吗?其实很简单，吃隔夜饭就对了!当然隔夜饭要好好保存，放进冰箱冷藏或冷冻一夜，第二天吃。因为当米饭被放入冰箱后，第二天它经过结构改变，其中所含的淀粉就会变成抗性淀粉，抗性淀粉不但使得热量降低，还有利于血糖控制，不仅有饱腹感，还可以减重呢。所以我建议意真加入“饭桶俱乐部”，认真吃隔夜饭（在吃之前稍微加热即可），来让心脏有力，正面思考，不疲倦吧!

二、哪些食物会造成意真注意力不集中、怕吵和失眠的症状？

在我的咨询经验里，蛋、黄豆制品以及影响神经的食物都有可能是造成这些症状的原因。我碰到的很多朋友会很惊讶地问："还有会影响神经的食物？什么食物会影响神经？"我在这里特别列出会影响神经的食物让大家做参考，情绪上有和意真一样状况的朋友，要忌口这些食物哟。

影响神经的食物	
日常食物	鲑鱼、糯米制品（油饭、汤圆、麻糬、酒酿、粽子、年糕等）
蔬菜	竹笋（包括笋丝、笋干）、大白菜、小白菜、大黄瓜、小黄瓜、苦瓜、丝瓜、葫芦、冬瓜、芥菜（包括雪里蕻）、白萝卜
水果	菠萝、杧果、龙眼、荔枝、水蜜桃、哈密瓜、香瓜
饮品	巧克力、咖啡、浓茶、可乐、瓜拿纳茶等

我知道很多和意真有相同症状的朋友听到这里都会呈现傻眼的样子："这些都不能吃吗？"答案恐怕如同你害怕听到的一样："是的，都不能吃。"

其实大自然所供予我们的食材何止万种，这些只不过是沧海一粟，我们的选择还有很多。远离这些让你身体不舒服、情绪总是不好的食物，换来身心舒畅，难道不值得吗？

而且只要忌口两个星期到一个月，就会感受到效果了。你不需要一辈子都忌口，大约半年到一年之后，视情况可以开始一个一个解禁。如果吃了之后，过去的症状又回来了，那就要再忌口；如果你的身体和情绪没有产生任何不适，那就可以偶尔吃，要记得，是“偶尔”哟。

另外，我在书中一再强调缺钙很容易造成情绪上的不耐烦和怕吵，因此意真的状况应该跟缺钙也有关系。

补充钙质，除了吃钙片之外，也可以从食物中摄取。

含钙的食物	
蔬菜	绿豆、油菜、空心菜、卷心菜、紫色苋菜
菌菇	木耳、干香菇
坚果、药材	杏仁、红枣、莲子、榛子
水产	蛤蜊、海带和紫菜（甲状腺有问题的人不能吃）

从食物中摄取当然很好，但是每一个人身体的分解、吸收、转换的能力不同，同样一份含钙的食物，实际上身体能吸收的分量很难计算，所以日常生活中可以适量补充钙片，建议选择柠檬酸钙这种吸收快且安全性高的钙片。

意真如果认真忌口上述对她身体和情绪有不好影响的食物，再认真补钙和摄取优质蛋白质、淀粉，相信她就能够有充足且质量良好的睡眠，不再怕吵、烦躁，每天都可以充满正能量地迎接工作上的挑战啦！

我的择食手记：

1. 我每天应该吃多少克生肉：

（____-110）× 3.75 克 = ____克

早餐吃____克，午餐吃____克，晚餐吃____克

2. 学完这节，我在饮食上要做出的调整：

____

____

____

____

____

____

____

真人实例：总担心会发生不好的事

姓名：孙逸飞（男）
年龄：36 岁
职业：财务
调理重点：难入睡、易惊醒、咽喉反复发炎、腹泻与便秘反复交替

我从小就是个循规蹈矩、品学兼优的人，毕业之后立刻进入企业担任财务。虽然还没有当上财务长，但在同侪之中，薪水却是很高的。

由于工作关系，我对公司的财务状况当然了如指掌，每一年看着数字的起起落落，我的心如同中医把脉一般，能够感受到公司的潜在危机。跟财务长略微提起过，虽然账面看似有高有低，其实却是逐年下滑。财务长简短地说："事情没有你想的那么严重，公司是赚钱的。还有，我们的工作是不能彼此讨论的。"

当然公司的整体财务状况我没有那么清楚，我只负责所有事业体的其中之一，但我负责的部分看起来没有那么乐观。因为一直要求自己必须是优秀的人，我格外担心公司的状况，万一我们公司经营不下去，我该怎么办？是不是应该未雨绸缪，先开始找工作？财务长说没那么严重，是安慰我吗？如果在不知不觉中，公司经营不善我被裁员，那岂不是要让我的朋友看笑话？

这样的忧虑让我体重直线下滑，我本来就是不容易胖的人，这三个月来我又瘦了两千克，因为我这三个月不是腹泻，就是便秘。

晚上我也不易入眠，就算好不容易睡着了，也很容易惊醒，白天精神自然就不好。跟朋友聚餐，朋友说："你怎么越来越瘦？你是我们当中工作最好的人，薪水又高，干吗舍不得吃啊！"听朋友这么酸我，我以苦笑回应他们，外表看似我比他们都好，但我内心的忧虑哪里能告诉他们？

我还担心自己得了肺癌，因为我常常干咳，老觉得喉咙有痰却咳不出来，很不舒服。而且我常常患急性咽喉炎，可能是我呼吸道比较弱吧，稍微着凉，或是有其他同事感冒，我就会咽喉发炎，反复看医生，好不容易好了，不久后却又发炎。

我跟我姐姐大概说过工作的状况，我姐姐给我一个大白眼，然后说我想太多、吃饱了撑的……连珠炮般地攻击，一点也不能体会我的烦恼。要知道，我之所以能有今天，就是因为我看事情看得很远，我姐姐一点也不了解我。至于父母，我更加不敢让他们担心，因为我是他们的骄傲，他们总跟朋友说自己的儿子有多优秀，我真的不敢让他们知道我的公司有一天可能会倒闭。

就这么诉之无门，我想我还是先把简历发到猎头网站上比较好吧。

邱老师分析

逸飞的状况是典型的“情绪影响身体”的例子。这样的人不是叫他想开一点就有用的，因为悲观的负面思考倾向，不是一夜之间发展出来的。身体各种不健康的状况只是“果”，往前追溯“因”，才能找到调整健康的方向。

什么样的状况有可能影响一个人，让人出现悲伤、忧虑和负面思考的倾向呢？那就是“肺虚”！大家一定会问：“那又为什么会肺虚？”

肺虚的原因
1. 饮食失调
2. 睡眠不规律，熬夜
3. 抽烟，长期吸入二手烟或长期吸入雾霾等
4. 母亲怀孕时，蛋白质摄取得不足或不对，会造成孩子先天心肺功能较弱

曹雪芹的《红楼梦》里有一个非常有名的肺虚患者，相信大家不难猜到，那就是林黛玉。很多人只觉得她多愁善感、心眼针孔大、没事找事；但是在我眼里，她就是个早年丧父丧母又寄人篱下，没有安全感的小女孩，心肺功能极差，所以容易把事情的状况都想象得惨不可言。讲到这儿，我又想到那个杞国人，总是担心有一天会突然天塌地陷，因此每天忧愁度日，这个“忧天”的超级肺虚者，不就正好跟逸飞的状况大同小异吗？

虽然我不想吓大家，想尽量轻松地描述肺虚的状况，但事实上，长期忧虑事情变糟的恐惧，确实会使呼吸道容易发炎，所以逸飞的咽喉炎会反复发作，另外还有人因此而气喘缠身。

择食知识点：

长期担心发生不好的事情，会造成呼吸道易发炎，导致咽喉炎反复发作，甚至气喘缠身。

至于逸飞思虑过多而难以入睡、浅眠多梦、腹泻和便秘反复交替出现的症状，也和他情绪不安有很密切的关系。这些让他困扰的身体状况倒也不难改善，我们一样一样来解决，情绪的死结打开了，身体调整好了，他的明天又可以是乐观而健康的了。

邱老师饮食建议

一、肺虚的人要好好遵守以下规则：

1. 严禁烟酒；空气质量不好的时候，一定要戴口罩；优质蛋白质和淀粉要摄取足够。

2. 逸飞有腹泻和便秘交替出现的情况，加之经常发生咽喉炎，则需要忌口以下食物：

寒性食物	
蔬菜	大白菜、小白菜、大黄瓜、小黄瓜、苦瓜、丝瓜、葫芦、冬瓜、芥菜（包括雪里蕻）、地瓜叶、白萝卜、秋葵、苜蓿芽
美食	生菜沙拉、生鱼片等生食及冰品

刺激性食物	
香辛料	沙茶、咖喱、胡椒、山葵、芥末、茴香、八角、花椒、孜然及麻辣味食品

上肝火食物	
烹调方式	以高温油炸、高温烧烤、高温爆炒方式烹调的食物

美食	沙茶、咖喱、红葱头、红葱酥、麻油、姜母鸭、麻油鸡、羊肉炉、药炖排骨
高温烘焙的坚果	芝麻、花生、杏仁、核桃、开心果、南瓜子、葵花子、蚕豆、腰果、松子、夏威夷果仁、含花生的米浆等
水果	荔枝、龙眼、榴梿、樱桃等
饮品	咖啡、市售黑糖姜母茶等

3. 有气喘的朋友还要忌口：

影响神经的食物	
日常食物	鲑鱼、糯米制品（油饭、汤圆、麻糬、酒酿、粽子、年糕等）
蔬菜	竹笋（包括笋丝、笋干）、大白菜、小白菜、大黄瓜、小黄瓜、苦瓜、丝瓜、葫芦、冬瓜、芥菜（包括雪里蕻）、白萝卜
水果	菠萝、杧果、龙眼、荔枝、水蜜桃、哈密瓜、香瓜
饮品	巧克力、咖啡、浓茶、可乐、瓜拿纳茶等

表皮带绒毛的水果
猕猴桃、水蜜桃、草莓、枇杷等

肺虚的人日常生活可以补充：百合、银耳、莲子、莲藕、西洋参（孕期不宜吃）和山药（有妇科肿瘤者不宜吃山药）。

二、难以入睡和浅眠多梦则需要补充钙质，多摄取含钙食物来安定睡眠。

含钙的食物	
蔬菜	绿豆、油菜、空心菜、卷心菜、紫色苋菜
菌菇	木耳、干香菇
坚果、药材	杏仁、红枣、莲子、榛子
水产	蛤蜊、海带和紫菜（甲状腺有问题的人不能吃）
保健品	也可以吃柠檬酸钙来补充钙质

至于逸飞胡思乱想的不安情绪，可以借由颂钵的绕钵或禅绕画来静心哟。

我的择食手记：

你有过“瞎担心”的时候吗？可以写下自己需要忌口的食物。

真人实例：无法兼顾家庭和事业

姓名：林欣慧（女）
年龄：41 岁
职业：公关
调理重点：皮炎、没有食欲

我一直觉得自己是可以家庭事业兼顾的女强人。自从三年前生下小孩后，我却觉得人生从此进入万劫不复的地狱。

真不知道别人是如何做到的，每天早上起床给孩子做早餐，然后送去保姆那里，接着赶去上班，然后下班又要赶去接孩子，回到家要做饭，照顾孩子……直到孩子睡觉，我再准备明天的工作……周而复始。

我觉得很对不起公司的同事，因为我固定要接送小孩，很多时候明明需要加班，我却只能让同事帮忙。我不希望别人觉得因为我有小孩，所以工作无法自己独立完成，但是不管我怎么安排，最后往往都会拖累其他同事。

有一次，我真的忍不住大哭。当时我们要办一场很大的活动，大家都在加班准备，因为考虑到我得去接小孩，本叫我不用担心，他们会搞定的；但是我自己执意揽下一部分事情，告诉大家我可以回家做好，同事见我这么坚持，也就听从我的安排了。

但第二天到了活动现场，我准备的 PPT（演示文稿）不知道怎么回事，打开时发现全部是空的，而我要负责剪接的影片也放不出来，我急得满头大汗。后来一个同事问我要不要回家去找找，是不是带错硬盘了。我赶紧叫车飞奔回家，果然是我带错硬盘，找到后才又立刻飞奔回活动现场。虽然及时赶到，但我还是忍不住在现场大哭了起来。

同事们真的都对我很好，出了错，没有任何人责备我，都是想解决的办法。我从来不加班，也没有人拿这个来攻击我，就是这样我才觉得太对不起大家了。这个世界上有这么多的女强人，我怎么就做不到呢？但我深信只要我愿意，一定做得到，我不想被任何人看不起，只是面对家庭、工作两方面的压力，我还没有找到解决的方法。我整张脸都是红点点，医生说是脂溢性皮炎；而且我越来越没有食欲，体重也往下掉，虽然说纸片人很流行，但我先生就喜欢我肉肉的，现在一天到晚说我太瘦，这也变成我的压力。

真不知道要怎么撑下去，我知道自己很矛盾，但我一定要别人认同我是个各方面都可以处理得很好的人，为着这个信念，我一定要撑下去呀。

邱老师分析

欣慧希望自己可以成为别人眼中各方面都处理得很好的人，可是现实中她目前做不到，这也就成为她最大的压力来源。

这类型的案例，我在咨询生涯中遇到过非常多，大多是职业妇女，工作、家庭两头忙，每天焦头烂额。

这个时候我建议拿张纸，写下每天要做的事情，从早上一直记到晚上睡觉前。当每天必须做的事被逐条列出来之后，就安排先后顺序。有些事是从开始做到完成需要很长时间的，那就可以先把开头做好，等待结果的同时做别的事。就拿我的日常生活当例子好了：

我每天起床第一件事情是烧开水，然后做我家两位猫小姐的早餐。猫咪吃早餐的时候，我这个铲屎官就去铲屎，等我清完猫砂，水也烧开了。这时候我泡好早餐前自己要喝的姜汁，一边喝一边把猫小姐们的餐碗洗好，顺便装好它们的饼干。接着把我早餐要吃的米饭放进电饭锅蒸，在等饭蒸好的时间里，我就煮水、烫肉片、热鸡汤。饭蒸好时烫好的肉片已经在热好的鸡汤里，拿出前一晚切好的水果。这所有的事情，在起床的十几分钟内，我已经做完。

在工作上也是一样。还是个上班族的时候，我习惯一到办公室就先列出今天所有的工作待办事项。有些要电话联络的事情先处理，然后等待对方回音的时候，就可以专心做设计图。像这样把所有需要处理的事从脑子里拿出来，写在纸上，就可以很清楚地定出先后顺序，一件一件做，下班时再把单子对一遍，已经完成的划掉，未完成的写上目前的进度，明天来继续跟进。但是如果把事情放在脑袋里，脑袋就会变成一团乱麻，心也会跟着乱。

很多跟我学习养生的同学照这个方法做，都跟我反映这样做让他们觉得轻松很多，也不会再丢三落四了。懂得时间管理的人，时间永远绰绰有余。

至于脂溢性皮炎，跟上肝火有关；没有食欲、体重变轻，则是因为压力，所以我建议欣慧可以依照上面的方法试着学习掌控自己的时间。

择食知识点：

钙质补够，记忆力才不会变差；心脏有力，身体含氧量够，头脑也会比较清晰。

邱老师饮食建议

一、脂溢性皮炎要注意调整的习惯：

1. 忌口寒性食物。

寒性食物	
蔬菜	大白菜、小白菜、大黄瓜、小黄瓜、苦瓜、丝瓜、葫芦、冬瓜、芥菜（包括雪里蕻）、地瓜叶、白萝卜、秋葵、苜蓿芽
美食	生菜沙拉、生鱼片等生食及冰品

2. 忌口上肝火食物。

上肝火食物	
烹调方式	以高温油炸、高温烧烤、高温爆炒方式烹调的食物
美食	沙茶、咖喱、红葱头、红葱酥、麻油、姜母鸭、麻油鸡、羊肉炉、药炖排骨
高温烘焙的坚果	芝麻、花生、杏仁、核桃、开心果、南瓜子、葵花子、蚕豆、腰果、松子、夏威夷果仁、含花生的米浆等
水果	荔枝、龙眼、榴梿、樱桃等
饮品	咖啡、市售黑糖姜母茶等

3. 忌口蛋类制品、奶类制品等食物。

蛋类制品
鸡蛋、鹌鹑蛋、鸭蛋、皮蛋、咸蛋、铁蛋、蛋糕、蛋卷、蛋饼、泡芙、布丁、茶碗蒸、美奶滋、铜锣烧、牛轧糖、蛋黄酥、蛋蜜汁、凤梨酥及其他含蛋的饼干、面包等西点类、捞面、黄色拉面、意大利千层面等

奶类制品
牛奶、调味乳、酸奶相关产品、干酪、冰激凌、炼乳、高蛋白牛奶制品、乳清蛋白等

其他
反式脂肪酸
用回锅油制作的食物，如薯条、盐酥鸡、油条、炸鸡等
刺激性的食物、烟、酒等

4. 不熬夜。

二、注意补充含钙食物。

含钙的食物	
蔬菜	绿豆、油菜、空心菜、卷心菜、紫色苋菜
菌菇	木耳、干香菇
坚果、药材	杏仁、红枣、莲子、榛子
水产	蛤蜊、海带和紫菜（甲状腺有问题的人不能吃）
保健品	也可以吃柠檬酸钙来补充钙质

三、没有食欲通常有两种可能：

1. 对蛋过敏。

解决方法就是忌口所有含蛋食物，忌口两周到一个月，就会慢慢改善。

2. 情绪影响。

钙质补充足够后，情绪会比较安定，不容易焦虑，对控制食欲会有所帮助的。

我的择食手记：

从现在开始养成这个习惯：早起记下自己一天的待办事项，逐项解决。

写下本节新学到的知识点。

真人实例：饮食不规律，通过暴食来发泄压力

姓名：李丽芳（女）
年龄：37 岁
职业：补习班老师
调理重点：失眠、胃痛、胃胀、腹泻

都说孩子们的升学压力大，其实要让孩子升学的老师压力才大哩。

孩子考不好，可以说是老师教得不好，家长更会理直气壮地问补习班老师："你是怎么教的？"我常在心里回骂："你孩子是怎么生的？不够聪明又不努力，上课不是睡觉就是讲话，真是……"但在表面上我只能压着怒火回："其实你的孩子只差一点点，真的，只要再努力一点点，下次一定会考得很好。"

我在补习班教学已经有七八年了，也许是现在老了，三十岁的时候就算压力再大，回到家洗个澡就可以立刻上床倒头大睡，可是三十五岁之后，我就从偶尔失眠，渐渐变成常态性失眠，而且越睡不着，就越焦虑。

一到了半夜失眠的时候，我就像被饿死鬼附身一般，狂找东西吃，有的时候吃完泡面还吃蛋糕，等好不容易觉得满足可以睡了，却在床上滚半天还是睡

不着，隔一两个小时就又饿了，再爬起来吃东西，一晚上直到天亮就如此重复地折腾。

我真的很可怜吧？一个因为工作忙碌常常误餐的人，却在下班回到家后变成一只猪，吃个不停。我的同事说我可能压力太大，内分泌失调才会这样，但我去医院检查，结果又显示我很正常。我自己对于身体的一些反应其实比较迟钝，因此检查说正常，我就想那应该没关系。只是肠胃的问题让我很烦，除了像猪一样吃之外，我还反复拉肚子（可能是吃太多的关系吧），胃也没事就痛，很像是有东西在里面发胀。

但是这么正常的我，到底为什么一到晚上就会“被猪附身”呢？真的很希望邱老师可以帮我找到答案，让我可以“驱魔”，不要再半夜“被附身”了。

邱老师分析

相信很多上班族看了丽芳的案例，都会心有戚戚焉。人在江湖走，就一定会有压力，面对压力其实有很多可以调整的方法，但是丽芳却用暴食来发泄。很多人选择这种方法，下意识地用吃来弥补或宣泄心理上的问题，可是这不但不能真正地纾解压力，反而会在恶性循环里兜圈圈，并且增加健康的麻烦。把工作压力带回家，再把家里的问题带去上班，在烦恼的线团里绕来绕去，越绕越乱啊。

我们的外在行为通常会反映出我们内在的匮乏，丽芳因为在工作上没有成就感，因此拿食物来填补，但这并无法解决自己心理上的问题。想想这个世界上有多少人可以做一份自己喜欢、有成就感同时又可以赚钱的工作？就算再有兴趣的事情，变成工作就不可能只做好玩的那一部分了，你得接受过程里其他烦琐、单调的部分。其实更多的时候，工作只是我们保证温饱的途径而已，当工作无法让你得到成就感的时候，应该先好好想想，自己又为这份工作努力了多少。每个月领公司的薪水，你真的给公司带来贡献了吗？天下不可能有“给你钱，还负责让你有成就感，还让你快乐”的好事，谁又该为你的成就感和快乐负责呢？你没有权力对工作要求这么多，就算是付你薪水的老板，你以为你会带给他成就感或快乐吗？他还是付你钱的人呢。

我们对工作的需求是一份可以提供生活开支的薪水，若工作内容无法为你提供成就感，也许你应该自己去培养，并尝试寻找自己的爱好或第二专长，让自己能够投入其中享受乐趣。比如有人学习园艺，有人学习养生，有人练瑜伽，有人学打毛衣、烹饪，工作不该是生活的全部，要学会灵活调整生活重心。我常常看到许多大老板也去练“铁人三项”或爬山、打球，只要是人都一样，如果你下了班就什么都不想做，这种心理状态你要自己负责；如果是健康状况造成的，你有责任为自己改善，多花点时间让自己健康，在工作上自然也会变得比较轻松，而不应把所有责任都推给你的工作。

在生理上，丽芳不健康的原因是失眠，失眠在生理上的原因有很多，比如上肝火。我们吃进去的食物也有可能造成失眠，如黄豆制品和蛋类制品，更别提会刺激神经的食物（如鲑鱼、糯米制品等），缺钙也会造成失眠。但是当我们失眠的时候，如果因为睡不着焦虑而干脆不睡，爬起来处理公事、看电视、看书，甚至像丽芳这样吃个不停，想要等大脑死机再去睡，结果就是第二天精神不振地去上班，事情也做不好，生活变成鬼打墙一样的恶性循环。

择食知识点：

睡觉前不要吃太多东西，否则血糖升高，容易失眠。

在失眠问题调整好之前，碰到睡不着的时候，可以闭目养神，中医的理论讲“肝开窍于目”，眼睛闭上就等于养肝。然后放松身体，慢慢做腹式深呼吸，接着与其念头乱转越想越睡不着，不如用心来感谢自己的身体，从头开始一样一样去感谢身体的每个器官，在过程中如果放松有睡意了，就安心去睡吧，那表示你的身体接收到你的感恩，决定放你一马，让你一夜好眠呢。

邱老师饮食建议

一、失眠需要忌口和补充的食物是：

建议严格忌口：

上肝火食物	
烹调方式	以高温油炸、高温烧烤、高温爆炒方式烹调的食物
美食	沙茶、咖喱、红葱头、红葱酥、麻油、姜母鸭、麻油鸡、羊肉炉、药炖排骨
高温烘焙的坚果	芝麻、花生、杏仁、核桃、开心果、南瓜子、葵花子、蚕豆、腰果、松子、夏威夷果仁、含花生的米浆等
水果	荔枝、龙眼、榴梿、樱桃等
饮品	咖啡、市售黑糖姜母茶等

蛋类制品
鸡蛋、鹌鹑蛋、鸭蛋、皮蛋、咸蛋、铁蛋、蛋糕、蛋卷、蛋饼、泡芙、布丁、茶碗蒸、美奶滋、铜锣烧、牛轧糖、蛋黄酥、蛋蜜汁、凤梨酥及其他含蛋的饼干、面包等西点类、捞面、黄色拉面、意大利千层面等

黄豆制品
豆干、豆皮、豆腐、豆花、豆浆、黄豆芽、素鸡、素肉、味噌、毛豆、纳豆、素火腿、豆豉等

影响神经的食物	
日常食物	鲑鱼、糯米制品（油饭、汤圆、麻糬、酒酿、粽子、年糕等）
蔬菜	竹笋（包括笋丝、笋干）、大白菜、小白菜、大黄瓜、小黄瓜、苦瓜、丝瓜、葫芦、冬瓜、芥菜（包括雪里蕻）、白萝卜
水果	菠萝、杧果、龙眼、荔枝、水蜜桃、哈密瓜、香瓜
饮品	巧克力、咖啡、浓茶、可乐、瓜拿纳茶等

丽芳需要补充的是：

含钙的食物	
蔬菜	绿豆、油菜、空心菜、卷心菜、紫色苋菜
菌菇	木耳、干香菇
坚果、药材	杏仁、红枣、莲子、榛子
水产	蛤蜊、海带和紫菜（甲状腺有问题的人不能吃）
保健品	也可以吃柠檬酸钙来补充钙质

因为钙质有安定神经的作用，神经安定了，不但不容易失眠，也会减少焦虑的状况；一旦不焦虑，“神猪”就很难再“附上你的身”，甚至紧张时拉肚子的症状也可以不药而愈。

二、胃痛和胀气的原因不外乎以下三点：

1. 吃东西太快。建议丽芳每一口食物都咀嚼三十次后再吞下去，这是养好胃的基本功呢。

2. 食物引起。会造成胀气的食物有：黄豆制品、糯米制品、五谷杂粮、竹笋，以及甜食（如蛋糕、饼干、面包等）。所以这些食物也要先乖乖忌口。

3. 焦虑的情绪。所以要认真补钙啊！

最后要提醒丽芳的是，三餐一定要定时、定量，其实不管工作有多忙，停下来吃个饭绝不会让你的工作因此不保，长时间三餐不定时和暴饮暴食，会引起的疾病是很多的，像糖尿病和胆结石等，谁想付出这种代价呢？所以要切记我的叮咛哟。

择食知识点：

钙质可以安定神经，缓解焦虑，有助于防止失眠、紧张拉肚子，还能控制食欲。

我的择食手记：

我应该忌口哪些食物？

我需要补钙吗，吃哪些食物补充呢？

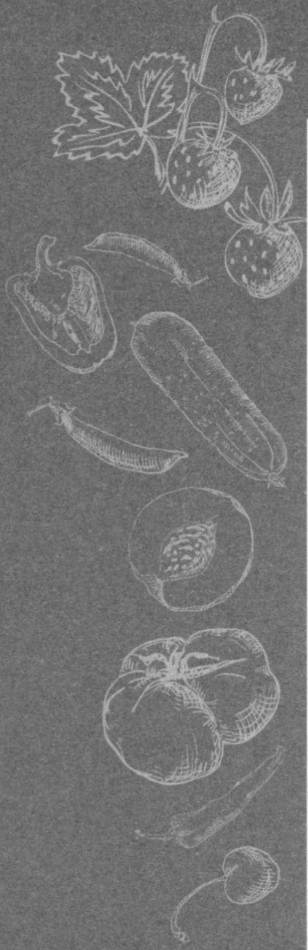

情绪二：愤怒

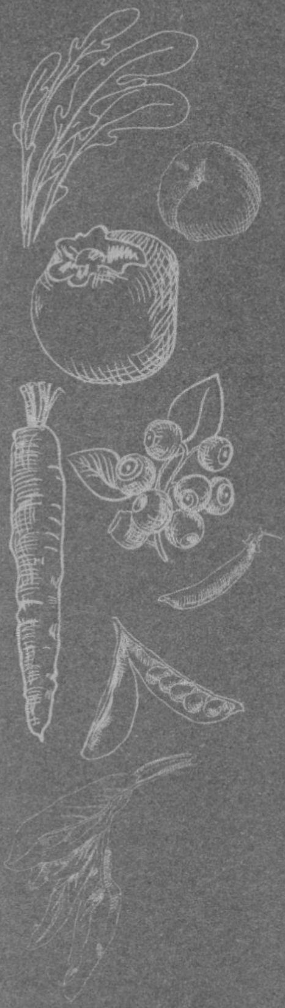

真人实例：有些人特别烦，总叫人帮忙还爱唠叨

姓名：张家明（男）
年龄：42 岁
职业：业务
调理重点：无明火、胃食管反流、便秘、痔疮

女人真的很烦！不论是在办公室里还是在家里，我都觉得女人很烦！

我们办公室里的女同事，总是要别人帮忙，黄小姐一天到晚嚷："小张你有剪刀吗？""小张借我订书机。""复印机坏了，小张你帮我看看。""小张你帮我叫一下快递。"……好像全公司她最忙，别人都该被她使唤，拜托，大家的职位都一样，凭什么要别人帮她这个那个的。

另外一位李小姐也是，一天到晚说："小张你等下去哪里？我想搭你便车。"够过分的，我是她的私人司机吗？而且拜托，我年纪比她们都大好不好，小张、小张地叫，够没有礼貌的。

在办公室我真的是受够了，家里的老婆、女儿还不放过我。每天一回家老婆就念念念，够啰唆的，女儿也念念念，我真的是倒了八辈子的霉，欠这些女

人的？

每天带着这些憋在心里的怒火，我虽然不至于骂办公室的女同事们，但开车的时候只要有人超车或者冲我按喇叭，我整个人的火就会烧起来，一定要别他们的车才觉得爽。

我有一次忍不住跟老婆大吵，那次我真的很凶，她还大哭，我也不记得我说过什么了，反正就是“你这个女人到底干吗这么啰唆，可不可以让我静一静？”之类的。那天半夜，我胃很不舒服，就是烧灼的感觉，然后胃又一直反酸，后来这个毛病就一直跟着我，隔三岔五就来一下，很烦人。

我本来有每天早上吃完早餐后上厕所的习惯，但现在常常排不出大便，应该就是别人说的便秘吧！虽然有点难以启齿，可是这也只是生理现象而已。跟随着便秘的就是痔疮，这点真的很恼人，因为只要我熬夜或者冬天吃麻辣锅，它就会发作，让我生活很痛苦。

这些女人离我远一点，我的身体可能就会好吧！

邱老师分析

同事之间，很多时候能帮忙则帮，这是人与人的相处之道，但家明偏偏要往负面去想，觉得自己被使唤、被占便宜，其实只要转个念头就好，因为有能力的人才能够帮助别人啊。若是真不想帮，也可以找个借口轻描淡写地拒绝，如：“不好意思，我现在没空。”“我有事正在忙，等我有空再帮你好吗？”实在没有必要憋得自己一肚子气，还是得帮别人做。

说穿了，家明就是欠缺“被讨厌的勇气”，自己明明不想做或不满，也不敢说“不”，这样的结果是自己造成的，跟别人无关，我真的一点也不同情你。而且为了不被别人讨厌，而一直忍耐着你受不了的事，你会像气球被灌饱了气，哪天一不小心就炸开来，别人反而会觉得你是个小心眼的神经病，不是划不来吗?

家人的叮咛与关心，也被他视为碎嘴啰唆，想想有多少人需要家人的温暖，却因为失去家人而感到孤苦无依？当有人给予你温暖的时候，就算是唠叨的声音，也应该感觉幸福才是。人若不懂得珍惜，什么时候都不会快乐的。

希望家明在调整饮食以及补充钙，并且不再熬夜之后，心里也能够豁然开朗，看待事物有更美好和正面的角度。而认真忌口上肝火的食物后，也不会像以前一样常常一把无明火莫名其妙就烧起来。

家明其实是典型的上肝火反应，如果是看过我的《吃到自然瘦》的人，看了家明的案例应该都很容易就能判断出来。

上肝火的症状
口臭、口干舌燥、有眼屎、眼睛干痒、长针眼、失眠、肤色暗沉、脸上长黑斑、头发毛糙、大便干硬且颜色深、便秘、痔疮、脾气暴躁、无明火

向我咨询的人里面，十个几乎有九个都有上肝火的问题。为什么会上肝火？第一种原因是长期嗜吃上肝火的食物；第二种原因是大多数人的问题，那就是熬夜；第三种则是情绪压抑，尤其是压抑愤怒的情绪。

而家明害怕跟别人起冲突，怕被讨厌，就算被占便宜也只会咬牙硬忍，这些原因多半跟心脏无力有关。

想要给自己的生活一片蓝天，其实不难，只要从饮食上调整就可以了。

择食知识点：

心脏无力的人，容易感觉疲倦，累的时候就会不耐烦、嘴馋，还有负面思考倾向。

邱老师饮食建议

1. 严格忌口上肝火食物。

上肝火食物	
烹调方式	以高温油炸、高温烧烤、高温爆炒方式烹调的食物
美食	沙茶、咖喱、红葱头、红葱酥、麻油、姜母鸭、麻油鸡、羊肉炉、药炖排骨
高温烘焙的坚果	芝麻、花生、杏仁、核桃、开心果、南瓜子、葵花子、蚕豆、腰果、松子、夏威夷果仁、含花生的米浆等
水果	荔枝、龙眼、榴梿、樱桃等
饮品	咖啡、市售黑糖姜母茶等

2. 不要熬夜。每天最晚晚上十一点前要睡着（是睡着哟）！

3. 认真补充优质蛋白质和淀粉，认真摄取含钙的食物。

含钙的食物	
蔬菜	绿豆、油菜、空心菜、卷心菜、紫色苋菜
菌菇	木耳、干香菇
坚果、药材	杏仁、红枣、莲子、榛子

水产	蛤蜊、海带和紫菜（甲状腺有问题的人不能吃）
保健品	也可以吃柠檬酸钙来补充钙质

为什么家明的状况是因为上肝火和心脏无力，我却也建议他要补钙呢？因为肝脏的功能当中，有一项重要的任务是制造肾脏需要的白蛋白，长期上肝火会使这项功能降低；而肾脏长期得不到白蛋白，就会出现我们所谓的“肾虚”的情况，肾虚之后钙质就会容易从尿液中流失。人的身体功能就是这样环环相扣的，所以家明也需要补充钙质。

择食知识点：

长期上肝火可能导致肾虚和缺钙。

除了上述这些要认真做之外，也要好好确认一下自己平常爱吃的食物，是不是有许多劣质蛋白质。它们不但无法给身体好的营养，反倒会对身体造成伤害。哪些食物算劣质蛋白质呢？唉！我只能说，它们真是无处不在的。举凡卤肉、红烧肉、卤蛋、茶叶蛋、烤鸭、烧鹅、盐水鸡、卤豆干、卤豆腐、卤豆皮等，这些食物都要烹煮很久，蛋白质已经被破坏了，都是劣质蛋白质。

另外要再次提醒，樱桃、榴梿、麻辣食品等上肝火的食物，绝对要忌口，不然痔疮发作时你会痛不欲生。当不上肝火，心脏开始有力且充满正能量时，就能每天精神饱满了；再把钙补够，人也可以气定神闲，人生从此会变彩色的啦！

我的择食手记：

判断一下自己有没有上肝火，如果有的话，怎样调整饮食进行改善。

情绪三：挫败

真人实例：我靠购物缓解压力、取悦自己

姓名：赵小云（女）
年龄：27 岁
职业：行政人员
调理重点：长黑斑、肤色暗沉、口臭

购物是我最爱的事情，每天不论是上班时间，还是放假，我最大的消遣就是购物。

我刷爆了三张卡，每张卡都在付循环利息，所以每个月的薪水几乎都拿去还卡债。我妈妈每天都骂我，说我是败家女，甚至说生下我真是造孽。我知道她很辛苦，因为我是单亲家庭的小孩，她一个人把我带大真的很累，但她每次骂我的话也未免太伤人了。

她越骂，我就买得越凶，常常是被她骂完，我就立刻上网去买东西。在公司也是，我的主管很情绪化，心情好的时候什么都好，心情不好的时候拿什么文件给她都会被骂，而且她骂人也很难听，比如：“你是猪啊？猪都比你聪明，跟你讲过多少遍签呈要用红色的档案夹！你回家去好了，公司干吗要养一只猪？”我总是表面很平静地低着头让她骂，被骂完，走回座位上，我就开始上

网买东西。

其实我很恐惧，如果我继续这样购物下去，我有可能真的会破产，而且现在想再申请信用卡都被说我的信用不佳，根本申请不下来，如果以后没有钱可以购物，我还不如去死算了。

对了，我想问邱老师，我虽然今年还不到三十岁，可是我的脸上开始出现黑斑，而且肤色也变得很不均匀，看起来黑黑黄黄的。另外有一点很害羞，我常常觉得自己好像有口臭，有的同事跟我讲话时，本来会比较靠近，但等我开口说话，她们就会往后退一下，所以我猜是我有口臭吧，但我也不好意思问别人。这些现象，好像是我这个年纪不该有的吧？

邱老师分析

小云的状况看起来跟《购物狂的异想世界》里的丽贝卡一样，挥霍无度，只能不断逃避债务。当我们为一种行为冠上“狂”这个字，就代表这个行为已经超出正常范围。购物应当量入为出，购买“需要”和“喜欢”的东西，小云会在刷完卡之后完全忘记自己买了什么，这很明显是成“狂”的现象。

每当遭受责骂或挫折，购物就成了小云逃避现实和发泄压力的方式，但如果这个方式真的有用，小云就不会陷在里面，无法自拔，导致背负卡债。压力绝对不是用这种对身心皆无益的花钱方式就可以解决的。

当我们的身体这个小宇宙因为不对的饮食习惯、不良的生活习性而失去平衡之后，我们所面对的外在世界也会跟着失去平衡，各种不如意的事就会接踵而来。所以要跳出晦暗的人生，一定要回到源头去调整，选择对身体健康有益处、对情绪有稳定作用的食物。除此之外，任何人都要学着面对自己的情绪，并且要接受自己的感受，不开心、愤怒、被嫌弃的挫折，这些让自己不舒服的情绪不会因为购物就消失。

不喜欢自己的外表，可以仔细读这本书的内容，找出跟自己相同的症状，按照我给的建议去调整。当身体调整好了，体态会变好，皮肤会变漂亮，气色也会好起来，整个人就会变得亮眼；当心脏有力了，抗压能力就会变强，情绪也就不会轻易被上司或者身边其他人牵着鼻子走啦！

导致小云无法振作的问题，从日常生活的饮食中就可以解决，先避开那些会让人体质虚寒、懒洋洋的寒性食物：

寒性食物	
蔬菜	大白菜、小白菜、大黄瓜、小黄瓜、苦瓜、丝瓜、葫芦、冬瓜、芥菜（包括雪里蕻）、地瓜叶、白萝卜、秋葵、苜蓿芽
美食	生菜沙拉、生鱼片等生食及冰品

另外因为小云常会烦躁和有无明火，因此也要忌口上肝火的食物：

上肝火食物	
烹调方式	以高温油炸、高温烧烤、高温爆炒方式烹调的食物
美食	沙茶、咖喱、红葱头、红葱酥、麻油、姜母鸭、麻油鸡、羊肉炉、药炖排骨
高温烘焙的坚果	芝麻、花生、杏仁、核桃、开心果、南瓜子、葵花子、蚕豆、腰果、松子、夏威夷果仁、含花生的米浆等
水果	荔枝、龙眼、榴梿、樱桃等
饮品	咖啡、市售黑糖姜母茶等

当避开这些让自己情绪不好的食物之后，接下来就要补充既能让自己容光焕发、精神饱满，又能让自己心情快乐的食物，以下就是给小云的饮食建议。

邱老师饮食建议

1. 认真吃三餐，三餐的原则一定是：营养均衡，让每一餐都有肉有菜有主食（但要记得是含抗性淀粉的主食，如隔夜白米饭）。而早餐我们则用两种水果来代替蔬菜。

2. 摄入足够的优质蛋白质和淀粉。

择食知识点：

淀粉可以让心脏有力、能量充足，使人有正面思考的能力。

3. 下午四点以后，不要吃叶菜类和水果，因为它们是寒性食物，尽量早一点吃。

4. 补充含钙食物。

含钙的食物	
蔬菜	绿豆、油菜、空心菜、卷心菜、紫色苋菜
菌菇	木耳、干香菇
坚果、药材	杏仁、红枣、莲子、榛子
水产	蛤蜊、海带和紫菜（甲状腺有问题的人不能吃）
保健品	也可以吃柠檬酸钙来补充钙质

5. 适量补充富含可以让心情快乐的血清素的食物。

含血清素的食物
香蕉、鸡肉、海藻、主食及坚果类（但要选择低温烘焙或水煮的）

至于小云的黑斑、口臭和肤色暗沉的问题，只要不熬夜，忌口上肝火食物，很快就可以得到改善。

我的择食手记：

想让自己变得有精神，该吃点什么呢？

真人实例：总是被打击，无精打采

姓名：黄怡心（女）
年龄：33 岁
职业：传播
调理重点：情绪低落、嗜吃甜食、容易疲倦

最近我不论是坐地铁、上班、吃饭，还是晚上睡觉，常常无缘无故地想哭，我不知道自己怎么了。

跟好朋友说我最近的状况，朋友问是不是发生什么让我难过的事情了。但我的生活一直都是这样，并没有什么特别的事情发生。他说我可能有抑郁症，叫我去看医生。可是我才不要去看医生，我不想让我的人生有“精神病”的记录。邱老师我真的很痛苦啊。

我曾试着整理我的生活：

- 没错，我的工作时间很长，但是所有传播业的人工作时间都很长啊。

- 我做节目企划的时候，常常被我的主管嗤之以鼻：“你是脑子进水啦？

这种节目连狗都会觉得无聊吧！”他刚开始这样说我时，我的确觉得很难堪，但现在也渐渐麻木了。

· 主持人常常摔我的脚本，然后说：“这样的内容怎么会有收视率？我不录了。”我觉得很无力，明明我已经很努力去想哏了，为什么他总不认同我？但我也只能现场赶快改脚本，解决问题就好。

· 第一次看见自己的名字在节目后出现时，我很兴奋，但按捺住我的兴奋问我爸爸：“你有看到我的名字吗？”我爸爸冷冷地说：“又不是放在前面，我干吗要节目结束还在那里慢慢等着看你的名字？”我有点失望，但从小他就是这样对我的，我早就习惯了。

总之，不论我自己怎么想，都找不出老是想哭的原因。而且我开始对生活提不起劲，以前同事收工以后会相约去吃饭、喝两杯，我也总是会参加这种聚会，但现在我收了工只想回家躺在沙发上看电视。不参加聚会还有一个原因，我现在好怕吵，同事们七嘴八舌或餐厅里的嘈杂声，都让我很想发脾气。

另外我还有了老人的习惯，每次吃完饭，就想要吃甜的东西，明明我之前都不会呀，现在不吃甜的就觉得不满足，虽然这点不算很麻烦，但我觉得这样好像老人啊。

比较麻烦的应该是我的精神变得很差，往往上班不到几个小时我就觉得困，而且吃过午饭就开始头脑不清楚，所以更容易被制作人骂，这点就真的很麻烦了。邱老师你可以帮帮我吗？

邱老师分析

莫名其妙地情绪低落，相信很多人或多或少都有过这样的体验，但它如果经常发生，就不能等闲视之了！“无力感”是现代很多上班族都会有的情绪感受。我常听朋友谈起所谓的“loser 人生”（失败人生），是指工作上没有成就感，上司争功诿过，同事钩心斗角，家人关系疏离，伴侣不体贴，得不到关心和支持的人生状态。这种人生就像拿一把很钝的锯子在锯自己的脖子，什么时候把自己的脖子锯断了，才能从无力感中解脱。

很多朋友会一边谈着自己的“loser 人生”，一边对我说：“邱老师，我真羡慕你，你的生活都可以掌握在自己手上。”我的回答通常是：“我一点也不同情你。”听起来好像很冷酷，但我只是告诉大家一个事实：每一个人的生活都是掌握在自己手上的。有些人把自己所有的情绪都交由别人来决定，成天只钻在别人怎么看我、怎么评价我的牛角尖里，在追求别人的肯定中迷失自己。就像怡心，看起来已经对自己的工作失去热情，却每天将生命耗费在这个不被肯定、不快乐而充满无力感的环境里，为什么不考虑换工作呢?

第一，我不是说只要工作不快乐就该换工作，如果你只是被自己的负面思考困住或推诿自己在工作上的不足，那么你换什么工作都一样，永远都不会在工作里获得快乐。第二，如果你有很沉重的家庭经济负担，也可能无法轻易换工作，但你总可以开始骑驴找马，慢慢找到让你真心喜爱的工作吧。

排除以上两点，如果有人回我：“邱老师说得简单，换工作有那么容易吗？我每个月光基本开销就有多少啊！”我就要他认真地算出生活基本开销到底有多少。所谓的基本开销是指水、电、气这类无可避免的花费；然后是你维持健康所需的饮食，如肉、菜、水果、主食等；再加上房租和电话费，一个人要生活，需要花多大的金额来维持呀？当然，若是加上不良情绪带来的各种花费——含糖的饮料、零食、酒、下班唱 KTV 或是泡夜店、打游戏、购物等，恐怕赚多少你都会嫌不够。所以这个恶性循环的公式会变成：因为工作不愉快→所以下班去花钱→因为要花钱→所以不敢换工作→因为不敢换工作→所以更不愉快→因为更不愉快→所以要花更多钱→所以更不敢换工作。这就是自己绑死自己，自己拿钝锯子锯自己的脖子。

我一直觉得，生活欲望越低，生命的自由度就越大。如果我们只要求有能供给营养的简单食物，保持简单的生活作息，不仅能调整好身体，心灵也会跟着沉静；当心灵能够沉静时，就算碰到看似处处波折的状况，也能够看见出口的方向。

能够让心灵快乐的事情有很多，但这些事情绝不是花钱可以买来的。如果你也像怡心一样，对生活、工作充满了无力感，情绪常常低落、抑郁，但又暂时无法换工作，那么帮自己一个忙，好好地调整自己的饮食和生活方式，要知道很多食物吃进身体里，带给我们的不只是身体上的伤害，还有情绪上的严重影响。

邱老师饮食建议

长期嗜吃黄豆制品，或者是血清素和叶酸摄取不足，都很可能引起情绪低落和忧郁。所以接下来好好看我给怡心的饮食建议吧。

1. 先避开吃黄豆制品。

黄豆制品
豆干、豆皮、豆腐、豆花、豆浆、黄豆芽、素鸡、素肉、味噌、毛豆、纳豆、素火腿、豆豉等

2. 认真补充富含血清素和叶酸的食物。

含血清素的食物
香蕉、鸡肉、海藻、主食及坚果类（但要选择低温烘焙或水煮的）

含叶酸的食物
深绿色蔬菜、瘦肉、肝脏、胡萝卜、猕猴桃等

另外，在我的经验里补充钙也很重要，我前面已经说过很多次钙的作用，这里就不再重复了。

而怡心提不起劲、头脑不清楚、精神差，还有饭后一定要吃甜的，这些状况都跟心脏无力有关，所以还是那句老话：“认真吃肉，认真吃肉，认真吃肉（因为很重要所以讲三遍）！”

我想看到这里，大家应该都已经清楚心脏需要的养分有优质蛋白质和淀粉吧！所以每天摄取够身体所需的分量是非常重要的。

只要该忌口的忌口，该多吃的食物也好好照吃，那么怡心的各种情绪问题和健康问题，一定会逐步改善的。

择食知识点：

情绪低落的时候不要吃黄豆制品，同时多多补充富含血清素和叶酸的食物。

邱老师情绪辅助小工具

提振低落的情绪，除了饮食上的选择之外，还有很多方法。譬如早上醒来时，听非洲鼓的音乐，节奏欢乐明快的鼓声有助于振作情绪。音乐疗法一直是情绪治疗中很重要的一环，不同的情绪状况，可以用不同的音乐类型来加以安抚、激励或抒发。

在工作中我们常会有混乱的情绪，这时可以听听大提琴的乐曲；而暴躁、愤怒时，可以听听古琴；焦虑不安时，可以试试水晶钵或颂钵。

平常我自己想放松的时候最喜欢听的就是“佛咒”，尤其是马常胜的《六字大明咒（藏语）》《观音十法（藏语）》《金刚萨埵百字明咒》，以及来自尼泊尔的尼僧琼英·卓玛的《大悲咒》，这些都能让我在吟唱中觉得宁静和放松。

我的择食手记：

想让自己变得快乐，饮食上要注意什么呢？

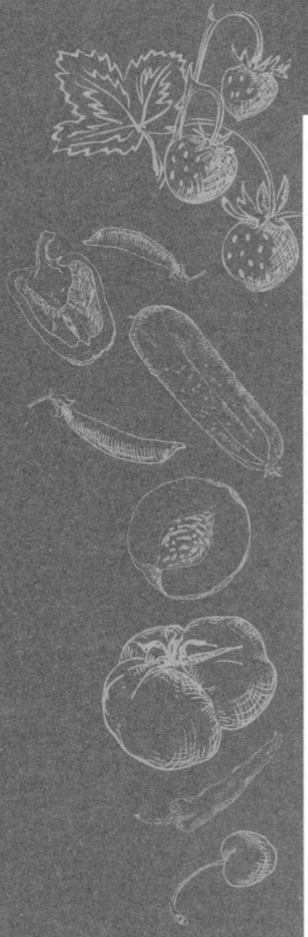

情绪四：不平

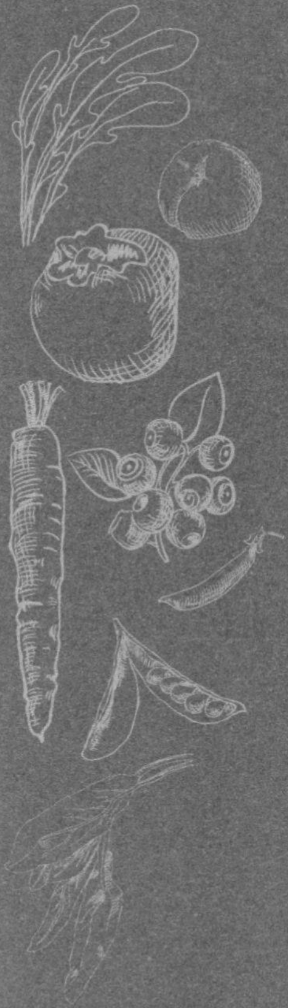

真人实例：凭什么别人混日子都有钱拿，而我总要加班累死累活

姓名：许怡静（女）
年龄：36 岁
职业：杂志编辑
调理重点：小腹肥胖、不喜欢跟别人起冲突、压抑不满

是不是过了三十岁，小腹婆就一定会渐渐成为大腹婆呀？

我承认我很懒惰，不爱运动，但主要原因是我的工作需要坐在办公室里，每天一坐就是八小时，碰到截稿的时候就更久，有时候那些记者爱拖稿，还会让我工作到半夜。

这真的很不公平，为什么记者就可以这么受重视，不交稿好像谁也拿他们没办法，编辑要抱怨，主管就总说："他们很辛苦，每天在外面跑，难免交稿会晚一点。"那我们就不是人吗？难道他们在外面跑，我们都在玩吗？公司为什么这么不公平！年终奖金也都是记者拿得多，如果公司只看重他们，那干脆把整个编辑组都裁掉啊，反正记者最厉害，他们自己写、自己编、自己校对不就好了。

但是以上这些话我都不敢跟主管说，只能自己在心里气！

还有，我们编辑部有一个同事，每天都迟到，上班老在滑手机，要不就玩《糖果粉碎传奇》游戏，每次为了等他定标题，我们都需要配合他。我也跟主管反映过这个问题，但我的主管居然说他是艺术家，没办法。这是什么标准，到底有没有标准啊，他是艺术家，我是蠢蛋吗？艺术家就可以迟到，那不是艺术家就该死吗？

我跟会计部的同事抱怨，她跟我说了一大堆大道理，说是因为那位“艺术家”确实每次想的标题都很厉害，很有才华，那是他的生存本事，要我不要计较那么多，吧啦吧啦地说了二十分钟，听得我都快爆炸了。我当然没有跟她吵架，我最喜爱和平，不喜欢跟别人起冲突，但我就跟那个同事渐渐疏远，像她这种不明事理的人，我也懒得跟她多说什么了。

大家都是领薪水做事，我就不懂为什么别人都可以那么轻松，我就要乖乖坐在办公室朝九晚五，甚至常常朝九晚不知道晚几百点。

都是这个不公平的世界害的，我真的好烦哪，现在工作又不好找，偷偷去应聘了几个工作，薪水都无法比现在好，我到底该怎么办？

邱老师分析

如果我们把人分成两种——一种是自我感觉良好的；另一种是自我评价低，非常在乎别人对自己的看法的——把这两种人拿来比较，通常会发现自我感觉良好的人，比较快乐；自我评价低的人，则会很重视别人的评价，为了当别人认为的好人，只能压抑自己真正的感受，不愿意跟别人起冲突，事后却因心中不平衡而感到愤怒。

我自己当年当设计师的时候，常会熬夜画设计图，偏偏又自以为养生地不吃肉，吃大量蔬果，搞得体质虚寒，身体差到不行。那个时候我一天到晚觉得压力好大，看到别人的设计图，总会懊恼为什么这个点子我没有想到，为什么别人可以找到这种材质。每天除了跟别人比，想要超越别人，更追求要不断超越自己。

醒着的时候，我不是在工作就是在看书，脑子不断想着能有什么与别人不同的点子，整个人就像一把弓上紧绷的弦，总是在自己完成工作的快乐与看到别人设计后的沮丧中循环，常常食不知味，睡也睡不好。

终于有一天，我这根无法负荷的弦绷断了，我的健康垮掉（垮掉的过程我在《吃到自然瘦》中写过，有兴趣的人可以去找来看看我的惨况，作为参考），才让我觉悟得停止这样生活。

现在回首过往，才明白那个时候的我，从来没有好好肯定过自己。现在想来，别人的设计好，明明我的也不差呀，不然当年我怎么会是唯一可以领着公司月薪，却在家里上班的特殊分子呢？没有两把刷子，哪个老板肯给这种特殊待遇？这是择食后的我能够看到的该肯定自己的地方。

择食让我变得知足而快乐，这种感受上的改变刚开始让我自己都觉得奇怪：我还是我，生了一场大病后，为了追求健康而开始择食，因此身体上变健康不稀奇；但心境上的改变是我始料未及的。因此我开始寻找促使我心境转变的关键是什么。

我分析自己择食之前的身体状况：体质寒、手脚冰冷、容易疲倦，只要话讲多了就觉得累、气很虚，长期失眠、浅眠多梦、睡到半夜醒来就睡不着、情绪低落、忧郁、不喜欢与人冲突，因此所有的不满都压抑在心底、自我评价低，常常觉得自己不够好……

你相信吗？这就是以前的我。而现在只要问我的朋友、读者或上我课程的学生，大家都一定会告诉你：“邱老师自我感觉超级良好。”

分析下来我就得到了结论，那是因为我的体质改变了。因为择食而三餐饮食均衡，体质变温暖；不再熬夜，而且睡眠质量也很好，基本上只要躺到床上，就能立刻入睡，可以睡得很沉，再睁开眼睛时已经天亮，因此起床时的心情都很愉快。

精神饱满的人气场强大，气场强大的人通常做事也会比较顺利，所以对于怡静这样体质虚寒的“小腹婆”，邱老师的建议就是赶快择食吧！体质温暖又不上火，小腹就会慢慢平坦，心脏有力就会更自信，就不会一天到晚去跟别人比较，一直找自己麻烦喽。

除了用择食的方法改善体质，提升自我的良好感觉，你还可以做什么？我建议大家可以建立一个新的习惯来帮助自己，那就是不要忘记常常赞美自己，找出自己的优点，并且肯定它。当然也不要矫枉过正，自我感觉良好是好的，但自我感觉“过度良好”，就很可能让人讨厌了。

还有更棒的方法，每天做一点对这个世界好的事情。其实很简单。搭公交车时对司机先生说一句：“谢谢，辛苦你了。”垃圾做好资源回收，真心地赞美同事，“勿以善小而不为”，如果今天可以因为一句话而让一个人开心，或是温暖他人的心，你就有了更好的存在价值，这岂不是让自己感觉良好的最简单的方法吗？

择食知识点：

优质蛋白质和淀粉摄取足够，每天精神饱满；绝对不碰上火的食物，让皮肤粕弹水嫩，完全不水肿；忌口奶类、蛋类、黄豆制品，更可以让粉刺、青春痘无影无踪。

邱老师饮食建议

1. 忌口寒性食物。

寒性食物	
蔬菜	大白菜、小白菜、大黄瓜、小黄瓜、苦瓜、丝瓜、葫芦、冬瓜、芥菜（包括雪里蕻）、地瓜叶、白萝卜、秋葵、苜蓿芽
美食	生菜沙拉、生鱼片等生食及冰品

2. 忌口上火食物。

上肝火食物	
烹调方式	以高温油炸、高温烧烤、高温爆炒方式烹调的食物
美食	沙茶、咖喱、红葱头、红葱酥、麻油、姜母鸭、麻油鸡、羊肉炉、药炖排骨
高温烘焙的坚果	芝麻、花生、杏仁、核桃、开心果、南瓜子、葵花子、蚕豆、腰果、松子、夏威夷果仁、含花生的米浆等
水果	荔枝、龙眼、榴梿、樱桃等
饮品	咖啡、市售黑糖姜母茶等

3. 认真择食：具体吃法见本书文前部分。

我的择食手记：

如果生出不平的小情绪，该怎样通过饮食来改善呢？

真人实例：这是个看脸的世界，我努力有什么用

姓名：李云申（男）
年龄：37 岁
职业：英语补习班老师
调理重点：快走或讲话久容易喘、易受惊吓、没有便意

女生总是很占便宜，我的英语补习班里有个老师叫 Joan（琼），是跟我同时进这家补习班的。我承认以男人的眼光来看，她的确很漂亮，身材也好，又很会打扮，占尽便宜。可她的脾气不好，常跟主任吵架，为了什么教材啦或者是主任批评她上课迟到之类的事情，她就瞪大了眼睛跟主任顶嘴。

事实上她的能力平平，而且我总觉得她的发音不够漂亮。我是个很认真的人，不论是准备教材，还是课后打电话跟学生联系，都非常勤奋；她每次课后打电话都很敷衍，三言两语就挂掉电话，更不用说准备教材了，我看她年年都用同样的教材，也不更新或者去找不同的教材。

现实总是残酷和不公平的，她的学生人数永远跟我差不多。我上课既亲切又活泼，学生都很喜欢我；她就是打扮得美美的，随便上上的感觉，但学生也很喜欢她。这让我很不高兴，她漂亮也不关我的事，又不是我的女朋友，但眼

见一个这么不努力，又没什么能力的人，工作绩效却跟我差不多，叫我怎么能够平静地接受？

最让人不平的是，每次开会讨论事情，明明她平常总是忤逆主任，但我提的建议往往被忽略，而她提的建议主任就会采纳，主任应该是个好色之徒才会这样。虽然我也想跟主任理论，但每当有这种念头，“算啦！”的想法就又会让我打消念头。

我总是盼望她突然要结婚辞职，或者要移民，又或者生个什么大病需要停职休养，反正她脾气那么不好也是很有可能会生大病的。但一年又一年，她就是不走，就是坚持要做我的眼中钉，我真希望她从这个地球上彻底消失。

我也试图说服自己，我是个大男人，不该跟一个女人计较，可是我做不到。还不到四十岁，我就常常很疲倦，而且有时候走得比较快，或是讲课讲久了，就会觉得喘，脸也跟着日益浮肿。以前还有一群一起打羽毛球的朋友，也不知怎么回事，现在我越来越懒得运动，所以也就远离了那群球友。

我上班的环境有很多小孩，我专心处理教材或试卷的时候，常会被小孩突然发出的声响吓到，那种心脏一缩、汗毛竖起的感觉真的很不好。所以我现在常常把工作带回家，这样比较不受干扰。

另外我很久才排一次大便，不是便秘，是我根本很少会有想大便的感觉，但我猜这也不太正常吧？

邱老师分析

这个世界本来就是不公平的，基因决定了我们的健康，家庭环境决定了我们的起跑点，经济状况决定了我们的阶级。人本来就活在不公平的世界里，但不代表我们不能快乐，若是向外追求世俗价值观的肯定，男的一定要高富帅，女的要白富美，才算是人生赢家，而忽略了了解自我本质，发掘自己的特质与专长，进而发挥天赋、肯定自我价值，那么，你不快乐，谁会同情你?

云申备课认真，上课亲切活泼，学生明明都很喜欢他，若试着欣赏其他同事的成果，不要嫉妒、比较，他应该可以很快乐。就算做不到欣赏，也该祝福对方成长，无论如何都不该希望对方干脆从地球上消失啊!

云申应该把注意力拉回自己的身上：四十岁就容易疲倦；走路快了或话讲久了，就会觉得喘；没有便意，好几天才排一次大便；容易受刺激和惊吓，这些其实都是身体在发出警告，表示心脏无力和缺钙。

那就先从身体的调养开始，并且要了解一个事实：所有我生命中发生的事，不管好事、坏事，全都跟“我”有关。我们只接收得到我们想接收的信息，如果心是狭隘的、负面的，那对发生的事便会以负面的角度去看、去想，就会觉得是坏事，碰到的都是烂人。所以如果觉得生活里有很多不如意的事情，那就表示你在用“坏心眼”看待所有的事情。

要如何改变这样的自己呢？心和身体是连在一起的，体质变好，身体干净了，心灵的眼睛也会变明亮，看事情可以看得更全面，而不会只看到事情糟的那一面。用“好心眼”看所有的经过，自然就会天天是好天，事事是好事。

择食知识点：

若总是向外追求肯定，而忽略了自我价值，人是很难真正快乐的。要改变这样的自己，得先把身体调好，身体干净了，心也会更开阔。

肠道蠕动变慢而没有便意与心脏无力有关。

容易受惊吓与缺钙有关。

邱老师饮食建议

一、云申的心脏无力现象和许多案例一样，建议的吃法也一样。

1. 一天三餐认真补充优质蛋白质和淀粉。优质蛋白质的条件是烹调不超过十五分钟。淀粉摄入推荐隔夜白米饭，微波加热后食用。蛋白质来源的选择建议以羊肉和猪肉为主，因为红肉中的左旋肉碱会带给肌肉耐力和爆发力。

计算公式：（身高 −110）×3.75 克 = 你一天需要的生肉量（建议把算出来的量分成五份，早餐两份、午餐两份、晚餐一份）

二、云申容易受到惊吓和缺钙有关，所以要多补充含钙的食物。

含钙的食物	
蔬菜	绿豆、油菜、空心菜、卷心菜、紫色苋菜
菌菇	木耳、干香菇
坚果、药材	杏仁、红枣、莲子、榛子
水产	蛤蜊、海带和紫菜（甲状腺有问题的人不能吃）
保健品	也可以吃柠檬酸钙来补充钙质

我的择食手记：

想变得自信、乐观、积极，可以怎么打造一日三餐呢？

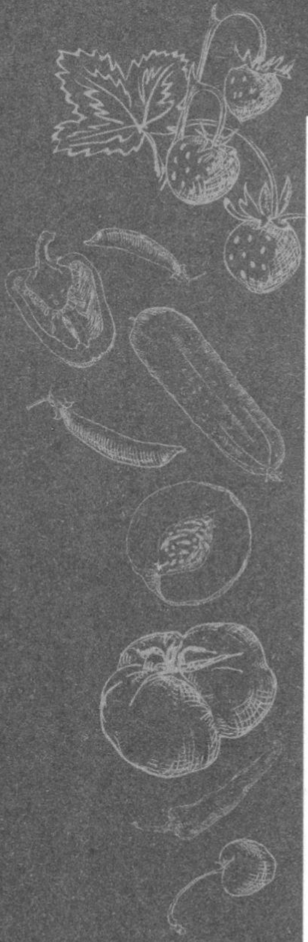

情绪五：嫉妒

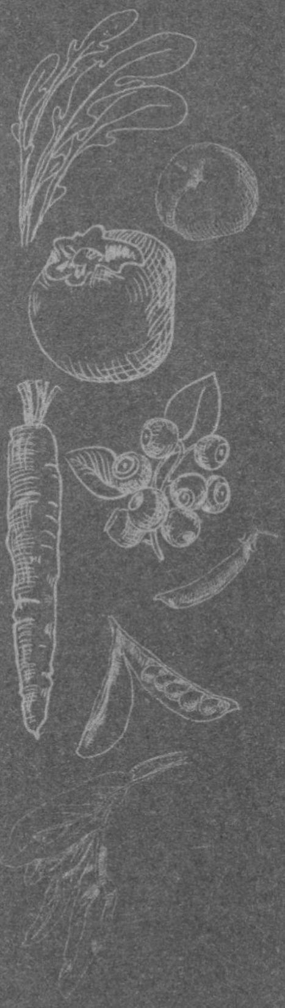

真人实例：伴侣太优秀，导致我患得患失

姓名：李逸南（男）
年龄：46 岁
职业：商人
调理重点：口干舌燥、半夜醒来睡不着、腰部肥胖

我曾经有过一段婚姻，那个时候我才二十八岁，与大学时期的学姐相恋，毕业后找到工作，我就决定与她结婚。

因为她长我四岁，我还在当兵的时候她就已经是社会人士了。每次她到部队看我，都打扮得亮眼而成熟，我的战友对她简直是目不转睛，总会蹭到我身边找机会跟她攀谈。那时候我心里就觉得一定要赶紧把她娶回家，不然她迟早被人追跑。

因此一退伍，我就积极地找工作，要娶老婆总不能自己没有谋生的能力。

那段日子实在让人很不好受，我常在家中等她下班回来（我退伍后就跟她同居），听到门外她蹬着高跟鞋的脚步声，我才觉得心安。

找到工作后，我便跟她求婚，她当时问：“我们已经住在一起了，结不结婚有什么不同？”当然不同，结婚之后，她就是我的，没有人可以抢走她。为了让我安心，她便答应了。

我没有想到的是，结婚之后，我反而更加无法容忍她不在我的视线范围内。

只要她比我晚下班，我脑中就会不由自主地浮现她与其他男同事打情骂俏的画面，等她回家后，我就会质问她去了哪里、跟谁、做些什么。她有时一一回答，我却不能信任她。五六年过去，我只觉得我太太越来越有风情，跟她走在路上都会有男人回头看她。我更加觉得没有安全感。

离婚的导火线，应该就是那一天。我如同往常一样比她早下班，我一时兴起，想去她公司等她，在没有通知她的情况下，我就直闯她的工作地点。一进她的公司，正好看见和听见她和一个老男人在嬉笑，当时那个老男人的手搭在她的肩膀上，而她丝毫没有觉得不妥地笑着，并且也用手轻拍那个男人的胸膛。那个瞬间，平时对她的怀疑都涌上心头，我完全不知道在那几秒钟的时间内我做了什么，等我的意识回到现实里，那个老男人已经倒在地上，而我的太太则披头散发地坐在地上。

回到家以后，我们免不了大吵，经由我太太的说法，我才知道自己做了什么。还原现场是：我冲上去先打了我太太一巴掌，接着就推了那个男人。而我太太辩称，那个男人是她的上司，因为一起工作多年，彼此没有性别意识，只有同事和朋友的情谊。

我自己是个男人，当然了解男人的心理，如果她的上司对她没有意思，是不可能跟她勾肩搭背的，她的上司多少有吃豆腐的意思，任何丈夫应该都没有办法接受。尤其婚后她在我面前很少有像我今天看到的她对那个上司的笑容，我的嫉妒难道没有道理吗？但是我太太仍旧觉得我不应该，要我去跟她的上司道歉。因为深爱我的太太，所以我打电话给她的上司表示歉意。

在这件事发生之后，我太太对我变得冷淡，而我则更加无法信任我太太。连她打电话的声音稍微嗲一点，我都会很不舒服，会认为电话那头一定就是她的上司。我也尝试过好好沟通，我太太说因为我打她那一巴掌，她无法释怀，所以对我冷淡。我认为她只是找理由，真正的原因一定是她变心了。

就在这期间，我开始常常半夜醒来并且再也睡不着，也许是一直睡不好，同事常常问我脸色怎么灰灰黑黑的。醒着的时候，我总是觉得口渴，就算喝了水，也无法解渴，而且总觉得胃闷闷痛痛的。

她对我越冷淡，我们的争吵就越多，这样吵了一年多，她终于提出离婚。不管我怎么求她，并且保证我不再嫉妒她与上司之间的关系，她都不肯继续这段婚姻。某天我回家，发现她的东西都不见了，只留了一张字条在一个牛皮纸袋上，字条上简短地写着："请你签名，放了我。"

经过快三年的时间，朋友不断开导我，我才终于与她办了离婚手续。在我们办手续时，我问她："你现在有男朋友了吗？"她什么也没有回答。离婚至今七年多了，我无法再相信任何女人，虽然我不能说自己守身如玉，但玩玩可以，要我再去爱上女人，我做不到了。

邱老师分析

很多男人把娶一个漂亮老婆当成一个值得追求并且很有成就感的目标。漂亮的东西人人爱，漂亮的女人大家当然不但爱看，还都想亲近，要当这样炫目的人身旁的伴侣，本身需要有足够的自信，否则就很容易像逸南一样情绪深陷泥沼里，难以自拔。

如果逸南在婚后，不是把所有的注意力都放在越来越有风情的太太身上，而是多花一些心力在自己身上，安排好自己的三餐，让自己保持好气色、好身材，跟太太培养共同的兴趣、话题，彼此之间有良好的互动，就不用担心年华渐逝，自己看起来像中年糟大叔，站在越来越成熟美丽的太太身边配不上她，一天到晚疑神疑鬼，担心她被别人抢走。

择食知识点：

任何时候都不要把注意力完全放在别人身上，先学会爱自己，把自己打理好。

我在《吃到自然瘦》里讲过："担心，是最温柔的诅咒。"因为当你幻想出让自己担心的事情，反复在心中想着，担心久了，就可能成真，因为你反复地想，也是一种念力呀。

两性关系不是靠单方面的坚持就能改善的，苦苦地坚持着一个人无法跳好的双人舞，不只姿态可笑，也是对自己的耗损。

如果明明知道对方心已远离，却觉得离开对方会痛不欲生，那就要有付出最大努力来挽回的决心，当真的挽回不了时，也要知道若是爱她，就该有放手祝福她的胸怀。

一段感情中，废墟重建往往比另起炉灶来得艰难，所以“有一种爱叫放手”，让对方自由，也让自己有更广阔的天空。

希望逸南可以从这段婚姻的挫折中，学会先爱自己，把自己照顾好、打理好，下一次当爱来敲门时，才能更成熟地去爱与被爱。

邱老师饮食建议

口干舌燥、脸色暗沉、腰部肥胖，都是很典型的上肝火的症状，要认真忌口上肝火的食物。

上肝火食物	
烹调方式	以高温油炸、高温烧烤、高温爆炒方式烹调的食物
美食	沙茶、咖喱、红葱头、红葱酥、麻油、姜母鸭、麻油鸡、羊肉炉、药炖排骨
高温烘焙的坚果	芝麻、花生、杏仁、核桃、开心果、南瓜子、葵花子、蚕豆、腰果、松子、夏威夷果仁、含花生的米浆等
水果	荔枝、龙眼、榴梿、樱桃等
饮品	咖啡、市售黑糖姜母茶等

除此之外，也要做到不熬夜，这样才能帮助我们的肝火代谢。

长期上肝火的人，通常也会肾虚，容易造成身体缺钙的一些现象，像半夜醒来睡不着，或神经痛（如偏头痛、胃痛等），因此逸南平时要多吃含钙的食物。

含钙的食物	
蔬菜	绿豆、油菜、空心菜、卷心菜、紫色苋菜

菌菇	木耳、干香菇
坚果、药材	杏仁、红枣、莲子、榛子
水产	蛤蜊、海带和紫菜（甲状腺有问题的人不能吃）
保健品	也可以吃柠檬酸钙来补充钙质

补充钙质可以帮助人提高睡眠质量和安定神经，对情绪性的胃痛也会有缓解作用。

另外，像糯米制品、竹笋（包括笋丝、笋干）、破布木、五谷杂粮（含黄豆制品）、奶制品、过量的甜食，也都是胃闷痛、胃溃疡的元凶，所以也都要忌口。

择食知识点：

会一直口渴，喝水也没有用，表面上的原因是上肝火，不过潜意识里没有安全感，和这个症状也有直接的关系。

所以逸南需要身体和心理一起调整，这样才能变成人见人爱的帅大叔，而不是“衰”大叔。

我的择食手记：

如何择食，让自己避免上肝火？

真人实例：我觉得别人的老公好，就要抢过来

姓名：李巧苹（女）
年龄：37 岁
职业：网拍
调理重点：甲状腺功能亢进、头发毛糙、脸上长黑斑

他是第几号？应该是七号或八号吧？从二十岁那一年开始，我总跟有女朋友的男人谈恋爱，结果有时会成为黯然离开的那个人，有时则是胜利者。

我的闺密说我是喜欢抢夺的感觉，我自己并不这么认为，往往只是因为看到那个男人的女朋友，心里会有“啊，那个平凡的女人凭什么可以拥有这样的男人”的想法。在二十岁之前，我谈过两段无聊的恋爱，这之后似乎是无法控制的，我就是会被那些平凡女人身边的男人吸引。

六年前，我开始跟有妇之夫在一起，他是我中学同学小芹的老公。我闺密骂我没有道德观念，但我跟小芹自毕业后十多年都没有再联络，我只是开同学会时碰到她和她先生，她又不算是我的好朋友，谁叫她要炫耀自己的律师老公？小芹念书的时候就是个骄傲的人，仗着自己家有点钱，总是用鼻孔看人。

同学会再相聚，她胖了好多，脸也肿肿的，抓着老公的手介绍：“我先生是律师，自己有律师事务所。”一脸得意的样子，看了就讨厌。她还说：“以后有什么法律问题，都可以找我老公哟！”

后来我就假借有法律上的问题打电话给她老公，我们就这样开始来往。当小三当了三年，我跟他摊牌，要他跟小芹离婚，他总是敷衍着说“再给我一点时间”。但我使出撒手锏，如果不离婚，我就把我们的亲密照片给媒体。他毕竟也是一号人物，有那么有名的律师事务所，他一定怕名誉扫地。他气我威胁他，说我这样已经触犯法律，我当然不怕，每当他生气，我就用软的，哭着求他，告诉他我有多爱他，不能没有他。软硬兼施是对付男人的有效手段，没有一个男人不吃这套的。

哭闹了半年多，他终于离婚了，并且拿着他的离婚证书到我家，要我嫁给他。这本来是我期待已久的结果，但是当我看到那张离婚证书时，我再仔细看着眼前的这个男人，突然觉得，我从来没有真的爱过他。我们的开始在于我讨厌小芹，我觉得她又肥又丑，却在那儿耍骄傲，她凭的就是出生在有钱人家和有一个律师老公罢了，我只是想要破坏她的幸福，但没有想要赔上自己的幸福。于是我和他分手了。他百思不得其解，说他是为我离婚的，我不是说没有他活不下去吗？

我又拿出对付男人的方式，不断哭着说在他面前我有自卑感，我大学没毕业，他却是堂堂大律师，我不敢嫁给他，让我们维持这样的关系。他渐渐软化，答应慢慢来。我则渐渐跟他疏远，然后换手机号码、搬家。他当然没有为爱走天涯地找寻我。这一段感情终于结束。

虽然快要四十岁，我苗条的身段一直是我自傲的地方，但是一年多前我开始体重下降，只要肚子饿或是紧张、生气的时候，我就会手抖，而且常常觉得热而盗汗。虽然瘦是大部分女人都在追求的，但我觉得自己过瘦，我可不希望变成纸片人，那样才不会吸引男人呢，所以我很担心一直变瘦的状况。

而且我本来光滑乌亮的头发，近来也变得很毛糙，真是烦死我了。

现在，我正跟另一个有妇之夫在一起，他是我远房阿姨的老公，算起来相当于我姨丈，大我二十岁。我这位阿姨没念过什么书，但是她老公对她简直如掌上明珠般宠着。她老公虽然大我那么多，但快六十岁的他，身材保持得极佳，还常常去冲浪，许多小伙子还比不上他。

我跟他其实和上一段小芹的老公有些重叠，但一如他疼他老婆一样，他对我也是呵护万分，虽然明知道我劈腿，却从来没有追问我任何事情，每个月还给我六万块零花钱。我这个姨丈生意很成功，现在公司几乎都交给他弟弟和儿子管，他偶尔才去公司看看、开开会。所以他有大把时间陪我，我听说那个阿姨也怀疑过他有外遇，他跟阿姨说："我们是老夫老妻了，你给我一点自由，我不会不照顾你的。"阿姨自此没再追问过他的行踪。

但我不甘心，明明姨丈很帅又有钱，凭什么阿姨抓着这个男人不放？我一定会让姨丈跟她离婚的。

我闺密问我难道从来不会有罪恶感吗？我当然没有，那些女人只是八字好才找到好男人，我得靠自己的努力来争取，不是吗？

邱老师分析

过度要求完美本来就是一种病态，通常起源于内在对自己的感觉不够良好。很多父母管教方式严厉，永远只批评而不肯定孩子，这样教育出来的小孩，永远觉得自己不够好，而将大部分的心力用来追求世俗认为的成功。

巧苹不断地去掠夺属于别人的幸福，在掠夺的过程里，享受诱使人夫出轨的刺激和成就感，并且借此来肯定自己的魅力和价值。但实际上在心底，她无法逃避对自己偷取别人幸福的批判，所以导致身心失去平衡，再加上长期饮食不均衡，导致头发毛糙、脸上出现黑斑，夜深人静时担心自己有一天年老色衰，再也吸引不了男性的目光，因此更加想用手段去攫取别人的目光。如此这般她豢养出一只贪婪的情绪怪兽，现在这只怪兽终于回头啃噬她的健康，这真是标准的“病由心生”。

希望巧苹能在开始忌口对自己有害的食物，补充甲亢患者所需的营养，调养身体的同时，学会面对内在那个渴望被爱、被肯定、被在乎的小孩，告诉那个小孩，她已经长大，她可以给自己肯定，自己在乎自己，更重要的是，她可以好好爱自己。唯有放过自己，这个世界才会放过你，你才不会觉得处处都是批判的目光。

邱老师饮食建议

一、甲状腺功能亢进症（简称甲亢）患者的人数，在近年来有逐渐增长的趋势。会造成甲亢的原因有哪些呢？

1. 长期上肝火。

上肝火的症状
口臭、口干舌燥、有眼屎、眼睛干痒、长针眼、失眠、肤色暗沉、脸上长黑斑、头发毛糙、大便干硬且颜色深、便秘、痔疮、脾气暴躁、无明火

2. 成长环境和遗传。

很多家族有甲亢病史的人，往往带着一种悲观的思维：我一定也逃不掉！其实不然，在我的咨询经验里，很多家族病史往往跟家族的饮食习惯或教养模式有关。以甲亢为例，通常跟上火的饮食习惯，以及过度要求完美、容易钻牛角尖有关；而一个人的饮食习惯，大多由原生家庭养成；另外如果家长对孩子的要求过于严格，总是对孩子要求高，却不给予赞美，这样的孩子在成长过程里，不断受到“我不够好、我应该要更好”的心理暗示，长大后，很容易自我评价差，不断自我要求，反而发展成病态的过度完美主义，给自己造成巨大的压力。

3. 过度的情绪压力容易使甲状腺激素分泌过多。

4. 身体慢性发炎久了（长期上火后身体容易发炎），容易造成身体的免疫功能紊乱，也有可能造成甲状腺功能亢进。

择食知识点：

长期上火、过度情绪压力、完美主义，都可能是造成甲亢的原因。

二、知道病因后，看如何通过饮食来改善甲状腺功能亢进问题。

1. 忌口及生活习惯的改变。

忌口上肝火食物	
烹调方式	以高温油炸、高温烧烤、高温爆炒方式烹调的食物
美食	沙茶、咖喱、红葱头、红葱酥、麻油、姜母鸭、麻油鸡、羊肉炉、药炖排骨
高温烘焙的坚果	芝麻、花生、杏仁、核桃、开心果、南瓜子、葵花子、蚕豆、腰果、松子、夏威夷果仁、含花生的米浆等
水果	荔枝、龙眼、榴梿、樱桃等
饮品	咖啡、市售黑糖姜母茶等

忌口含碘量高的食物
鱼、虾、蟹、紫菜、海带、海藻、生蚝等（当甲状腺激素分泌正常时，才可以偶尔吃）；饮食尽量低盐，最好改用无碘盐

其他
忌口咖啡、浓茶、瓜拿纳茶和刺激性的食物及香辛料
尽量不要抽烟、喝酒
不熬夜，晚上十一点前入睡

2. 患有甲亢时，基础代谢率会异常高，所以优质蛋白质和淀粉的摄取量要适量增加。

3. 三餐一定要饮食均衡，必要时一天可吃四到五餐。

4. 有的甲亢患者会腹泻，这时候要少吃高纤维素的食物，像叶菜类、西洋芹等。

5. 注意补充钙。

含钙的食物	
蔬菜	绿豆、油菜、空心菜、卷心菜、紫色苋菜
菌菇	木耳、干香菇
坚果、药材	杏仁、红枣、莲子、榛子
水产	蛤蜊、海带和紫菜（甲状腺有问题的人不能吃）
保健品	也可以吃柠檬酸钙来补充钙质

邱老师情绪辅助小工具

建议巧苹用园艺治疗来感受自己生命中的需要和被需要。园艺是科学与艺术的结合。

大自然中的万物，与我们自己的身心灵都有一定程度的联结与相同的脉动。所以我们在与植物接触时，可以放松心情得到心灵的满足，建立自信与成就感。当我们为了能让植物长得好，细心去照顾，看着因自己的付出而茁壮成长的植物时，内在的自信与成就感也会随之建立。巧苹可以选择色彩缤纷而茂盛的植物来种植，如九重葛、朱槿（扶桑）、鸡蛋花、日日春等。

希望巧苹能够在与自然植物相处之后，获得身心灵的满足，不再感到空虚。

我的择食手记：

预防及改善甲亢，该怎么吃呢？

情绪六：悲伤

真人实例：婚内出轨，但又无法离婚跟喜欢的人在一起

姓名：萨华中（男）
年龄：46
职业：商人
调理重点：脱发、啤酒肚、体力衰退

过了四十岁，我开始有了所谓的“中年危机”。

我的事业到了高峰，每个月的营业额足够我再做个五六年就退休。当然我的志向不会如此短小，只是经济上我早已经很“安稳”。我太太就理所当然地不工作，专心做她的贵妇。我们只有一个儿子，今年也快中学毕业了。

我的中年危机就在于生活的乏味。商场上的事，我太太全部不懂，跟她的对话，除了儿子还是儿子，她每天不是在喝下午茶就是在做SPA（水疗），要不然就是去哪个时尚派对。但我不懂，一天到晚去时尚派对，为什么她却老穿得像棵圣诞树？明明生完小孩之后身材走形，她还非要穿着紧身的衣服，肚子上的肉一圈又一圈，臀部下垂等缺点暴露无遗。以前我偶尔还会带她出席一些应酬场合，这几年她让我有种带不出去的感觉，渐渐我就不太带她出去了。她好像也不在乎，仍旧过她快乐逍遥的日子，家里有保姆，还有用人，她其实什么也不用做。

事业不用再太拼，儿子是个自律性很强的小孩，每天上课、念书、做功课、睡觉，这些通通不用人管，老婆又和我说不上话，我觉得自己好像没有什么存在的必要。外形上我也有了中年人的样子，发量变少，额头上越来越秃，体力也常常跟不上，这点真的是中年才体会得到。

一年前，我在应酬的场合碰到一个女老板，我们因为喝了点酒，话很投机。她虽然比我太太还大四岁，但是身材保持得很好。那天她穿着一件丝质银灰色的衬衫、一条侧边开衩的黑色窄裙，脚上一双黑色的细跟高跟鞋，当她起身去洗手间，走动时摇曳生风，我真有占有她的冲动，而这种感觉是我三十八岁以后就不曾有过的。那天晚上我们相谈愉快，但什么不该发生的事都没有发生。

隔了一两个月吧，我在一个朋友家里又碰到她，那天晚上我送她回家。一路上不管是工作还是音乐，我们天南地北地聊，到了她家门口，我们继续坐在车里聊，直到发现已经半夜两点了，她才慌忙下车，还害羞地直跟我道歉。看到她这么成熟性感的女人，在那一刻却这么可爱，我想我是真的心动了。我压抑了自己两个星期，然后忍不住打了她的电话，她在电话那头轻声说："我以为永远不会等到你。"我崩溃了，再也没有力气压抑自己。我们开始交往，每一次跟她见面都让我重回年轻时的恋爱时光，而激情的时刻，也总让我回到家还念念不忘。

这样交往了半年多，有一天她用一贯轻柔的语气问我："你是不是永远不会离婚？"我愣住很久都无法回答她的问题，我是真的没有想过，我只顾着享受眼前的快乐，却从来没有思考过未来的问题。她看我迟迟没有回答，又善解人意地说："你别紧张，我只是随便问问，不是要给你压力。"

那天我们分别后，回到家我走到阳台，俯视着夜景，思考着："我会离婚吗？'离婚'这两个字从前没有在我的脑海里出现过。离婚，那是一种承认自己失败的事，我怎么可能会离婚？而且我这个好先生、好爸爸一直是朋友圈中人人称羡的，如果我离婚，别人会说我是抛弃糟糠之妻的坏男人。"那一夜，从不失眠的我，一夜未眠。第二天在办公室里，我想念着她，数度拿起手机想打给她，却又数度放下手机，我怕她会继续问我那个问题。第三天，第四天……这么过去一个星期，我对她的想念越来越重，我几乎考虑干脆离婚娶她吧！

还在跟自己对抗的我，在第二个星期终于接到她打来的电话，她巧笑着说："你那天被我吓到啦？我不是故意的，你别生气嘛。"听到她的声音，我整个人都要飞起来了，压抑着激动，我也笑着回说："哪儿有，我哪儿敢生你的气，是这个星期我太忙了，我也正打算打电话给你的。"那天晚上我们又见面了，她一如往常妙语如珠，像是真的不介意之前的事情，反而表现得比往常还要有激情。

就在我以为可以继续保有家庭，也能保有让我快乐的爱情之际，她丢出了炸碎我幸福的炸弹。她说："我要结婚了，对方是美国华侨。你若是离婚，我会选择跟你在一起，就算你不想跟我结婚也可以，但你得离婚，我不想当小三，不然我两个月后就嫁给他。"我这才知道，她跟我在一起的同时，也一直在跟那个男人交往。可是我有什么资格追究她这件事情？我自己有老婆、小孩，我管得了她同时交往几个男人吗？也许我太天真了，以为可以只享受外遇的快乐，不用付出什么代价。我多次与她协商，她都很坚持我不离婚她就跟别人结婚。最后，我还是无法为她放弃现在的家庭。但自从她结婚之后，我如同行尸走肉地过着我的人生，对周遭的一切都提不起劲。

邱老师分析

其实对太太和这段婚姻，华中已经不满很久了。他不满太太的身材走形、彼此再也无法投契；而在这种种不满感觉的底层，是他逃避面对同样走形的自己。因此当他遇见人到中年，外表却一直保持靓丽的女老板时，他才会被深深吸引。

我们通常都是表里不一的人，真正的自己和别人所看见以及我们期待别人认为的自己，往往都是不同的，落差越大，表示你越不接受真正的自己。因为觉得自己不够好，所以会被有光芒的人吸引。

华中虽被吸引，却不敢飞蛾扑火，因为对他而言，外界对他的评论，比他自己内在的需求重要得多，所以他只能眼睁睁看着让他重燃生活激情的情人琵琶别抱。

诱惑和寂寞是每个人生命里一定会存在的元素，如果有人在关系里出了轨，说是受不了诱惑或是因为寂寞，都只是借口而不是理由。真正的原因是你本来拥有的那份爱，已经不足以对抗你内在的渴求，真正的理由是“我已经没有那么爱你了”，但是有多少人能诚实地面对呢？

华中放不下别人眼里好先生、好爸爸的形象，最终只能错失生命中的火花，行尸走肉般地活着。也许他因为不爱自己，而只能守着他苦心经营的自己在别人眼中的形象。

我相信这是很多婚姻里存在的问题，不敢切割名存实亡的婚姻关系，说穿了只是怕麻烦、怕冲突，没有诚实面对自己的勇气而已。

希望华中能接受我的饮食建议，认真调理身体。当你的身体恢复健康，能量满满的时候，自然会产生勇气，你才能选择是好好跟太太沟通，让她与你一起为健康和身材而努力，一起找到共同的兴趣，还是选择切割让你心死的婚姻。

择食知识点：

当身体健康、能量满满的时候，面对各种事情也会比较有勇气，态度更加积极乐观。

邱老师饮食建议

一、脱发的原因：

发际线后移、发量变少，甚至是地中海型秃头，这些大概是全天下男人共同害怕的噩梦吧！罗马不是一天建成的，除非特殊状况，秃头也不会是一夜造成的。所以要找出原因，如果不是已经秃头很久、毛囊萎缩坏死，还是有恢复发量的可能的。

造成脱发的原因
1. 家族遗传
2. 雄性激素太高
3. 跟饮食有关
4. 长期上肝火会让头皮油脂分泌旺盛，堵塞毛囊而造成掉发

上述原因中，如果是家族遗传，那就需要从年轻时起就绝对不要吃会让睾酮偏高及上肝火的食物。

蛋类制品，更是会让对蛋过敏的人容易出现头皮异常出油、头皮痒、生头皮屑、耳朵莫名痒的情形，长期下来就会造成毛囊堵塞，头发得不到足够的养分，便会开始变细，再生速度变慢，掉发越来越多，发际线后移，最终毛囊萎缩死掉，变成秃头一族。

> **择食知识点：**
>
> 长期上肝火还会使脂肪堆积在腹部，导致啤酒肚，这是对外形的影响；而对内容易产生脂肪肝，这才是对健康最恐怖的影响！

二、防脱发需要忌口以下食物：

蛋类制品
鸡蛋、鹌鹑蛋、鸭蛋、皮蛋、咸蛋、铁蛋、蛋糕、蛋卷、蛋饼、泡芙、布丁、茶碗蒸、美奶滋、铜锣烧、牛轧糖、蛋黄酥、蛋蜜汁、凤梨酥及其他含蛋的饼干、面包等西点类、捞面、黄色拉面、意大利千层面等

上肝火食物	
烹调方式	以高温油炸、高温烧烤、高温爆炒方式烹调的食物
美食	沙茶、咖喱、红葱头、红葱酥、麻油、姜母鸭、麻油鸡、羊肉炉、药炖排骨
高温烘焙的坚果	芝麻、花生、杏仁、核桃、开心果、南瓜子、葵花子、蚕豆、腰果、松子、夏威夷果仁、含花生的米浆等
水果	荔枝、龙眼、榴梿、樱桃等
饮品	咖啡、市售黑糖姜母茶等

睾酮过高的人，也要少吃锌、硒含量高的食物，包括：

锌、硒含量高的食物	
海鲜类	蛤蜊、牡蛎（生蚝）、淡菜、扇贝、章鱼、海参、鲍鱼和鱼类
肉类	羊肉、内脏类
主食类	糙米、荞麦、燕麦、黑米
蔬果类	杏鲍菇、香菇、南瓜、海带、紫菜、松子等

大家还要注意，一般人超过四十五岁后，身体自然合成辅酶 Q10 的功能会慢慢下降（辅酶 Q10 是身体自行制造的一种辅酶，可以让心脏把我们吃进来的热量转换成身体需要的能量），当身体缺乏足够的辅酶 Q10 时，人就很容易觉得疲倦、嘴馋，饿的时候和累的时候不耐烦。如果加上饮食不均衡、优质蛋白质和淀粉摄取量不足，心脏无力的状况会更明显，很容易懒洋洋提不起劲，所以很多中年人都会感叹："力不从心。"希望华中也要注意补充辅酶 Q10。

择食知识点：

有"力不从心"之叹，是因为心脏无力啦。

我的择食手记：

为了拥有一头浓密秀发，我需要忌口哪些东西？

真人实例：十年感情，他劈腿三年

姓名：余静（女）
年龄：42 岁
职业：公务员
调理重点：月经失调、多囊卵巢综合征

我四十二岁了，投入十年的感情，在发现他劈腿长达三年后结束。说来很可悲，那个女人打电话给我，要我离开他，我才知道这件事情。我却没有勇气跟我男人摊牌，因为我害怕他离开我。所以我挂了电话，一个人哭了很久，然后决定装作不知道。

从知道他劈腿到真的结束，中间经过了一年多。这一年当中，我问他是不是该结婚了。虽然我们都不要小孩，但我还是想结婚。他居然回答我："好啊，再给我两年的时间，我们就结婚。"他说公司正在扩张，等公司稳定了之后，就来操办婚礼。我就开始安慰自己，也许他只是玩玩，他不是答应结婚了吗？说明他是真心爱着我的。尽管这样安慰自己，我却总忍不住在一个人的时候掉眼泪。那个女人传了一大堆和我男人的亲密照给我，晚上失眠的时候，我就一张一张地看，一边看一边哭。

这件事情我只能跟我妹妹说，妹妹问我："你怎么不跟他吵呢？你不生气吗？"很奇怪，我真的一点也不觉得生气，只觉得悲哀。每一次跟他在一起，尽管我脸上笑着，心里却在淌血，回到家又是一顿哭。要我跟他吵什么呢？我们毕竟没有结婚，他本来就有权利选择跟别人谈恋爱，我能拿什么理由骂他？想想那个女人也挺可怜的，他又不是有妇之夫，她本来就有权利跟这个男人在一起，难道她不是也不好过吗？不然何必打电话和传那些照片给我？所以到底要怪谁？也许只能怪我自己，是我自己不争气，没有办法满足我的男人。

那天晚上，我准备就寝时接到他的电话："我刚下班，陪我去吃消夜吧。"我赶紧穿好衣服出去。他一边吃饭一边说："我想了很久，我觉得跟你已经像家人，我们很久没有'那个'了对吧？"嘴里还吃着猪耳朵，他接着说："因为我觉得现在跟你做会很像乱伦。"我脸上唰的一下像被打了一巴掌似的发热。他边喝啤酒边说："我们还是当家人吧，我没办法跟你结婚。"

我滑着手机找到他跟那个女人的亲密照递给他。"是为了这个女人吗？"他愣住了。"你怎么会有这个照片？"我说："是她传给我的。"他把筷子一摔，冲着我骂："你什么时候看到的？你居然问都不问我？你怎么这么阴险，这么有心机！"我不晓得他是恼羞成怒还是什么，我被骂傻了，眼泪流了又流，他好像有些不忍心，结了账，抓住我的手上了车。

"不是因为她，我跟她也未必会有结果，真的纯粹是因为我已经把你当作家人，我还是会照顾你，有任何事情，譬如你心情不好，你还是可以打电话给我，跟现在是一样的。"我听完点点头。他便送我回家。

我不知道自己是怎么了，只是一直哭，觉得很绝望。我都四十二岁了，接下来我还有可能恋爱吗？但想到他说还是会照顾我，有心事还是可以告诉他，我又觉得他还是爱我的。

我这样哭了好几天，实在熬不下去了，鼓起勇气打电话给他，他不是说过我还是可以打电话给他吗？电话响了好久，就在我准备挂断的时候，那头传来女人的应答声，我不知道该如何回应，那女人说："我知道是你，他在洗澡，我本来不想帮他接的，但你就死了这条心吧，我们下个月就要去巴厘岛结婚了，请你不要再骚扰他。"结婚？他不是说未必吗？是啊，他说未必，就也有可能是会结婚的吧，我怎么这么傻？"可……可以……请他回电话给我吗？"那个女人说："你要亲耳听到他跟你说是吧？好！我就叫他打电话告诉你！"

我一夜无法入睡，眼泪干了又流，流了又干，眼睛都快哭瞎了。天都亮了，他没有回我电话，我不知道接下来的人生该怎么过下去。我妹妹说："时间久了就会好的。"一天又一天，一个月又一个月，我却一点也没有办法停止伤心。

每每回想起刚跟他在一起的时候，我自己也才三十出头，他那么温柔风趣，又那么有才华和上进，我一直认为跟他有美好的未来，他就会是那个老了还与我手牵手散步的人。如今，我看着自己老去，经期不规律又往往好几个月才来一次，也许是到了更年期初期，在这样伤心熬了又熬的无数夜晚后，脸上也开始长痘痘，体重直线上升，而且可能是内分泌失调吧，我的手毛和脚毛好像变多了。邱老师，看着这样的自己，我又如何相信自己还能找到幸福呢？

邱老师分析

我一直强调，我们身体发生的问题，往往只是忠实地反映出内在压抑的情绪，唯有诚实地面对，才有恢复健康的希望。

如果一段感情没有把你变成更愉悦的人，如果一段感情只是把你变成以泪洗面的人，那么这就是一段根本不适合你的关系，也说明了对方并不是你的Mr. Right（如意郎君）。

在我们的一生中，不论好坏，永远不会背离我们，陪我们走到最后的，只有我们自己，所以要好好珍惜自己，这才是我们该努力的事情。可笑的是，我们往往做很多事来讨好别人，却吝啬多给自己一点时间好好休息、好好用餐、好好倾听自己内在的需求，把取悦别人的方法用来取悦自己。于是有一天，当你失去所爱的时候，那长期被你冷落的身体，也会背叛你。

择食知识点：

如果你长期疏于关爱身体，身体最终也会背叛你。与其做很多事来讨好别人，不如给自己点时间好好休息、好好用餐、好好倾听自己内在的需求。

当感情出现第三者，自己是被抛弃的那一方时，很多人会被巨大的痛苦所吞噬，痛不欲生地哭泣。其中最让人难过的情绪，其实是“我不够好”——因为我不够好，所以被抛弃了，真正让我们难过的原因是自我感觉受挫，自尊受到严重的伤害。

这个时候如果我们能了解，并不是因为有比我更好的人出现，所以对方不要我了；而是两个人相处的过程里，彼此会成长、改变，当成长的脚步不一致，或改变方向各自通往不同的两边时，原本天造地设的一对，可能会在岁月的淘洗中渐渐失去当初相爱的面貌，因此不再适合现在的彼此而已。

我非常了解余静的痛苦，因为我也曾经历过这一切。在我年轻追求爱情的岁月里，我在爱情里遇挫、失望、受伤、浮沉，最后连我的身体也背叛了我，我才惊觉，我们渴望在爱情里被了解、被呵护，却从来不曾认真地了解自己、呵护自己，为什么我们不愿意自己为自己做，而要期待别人来为我们做？

于是我开始学习了解我自己，倾听内心的声音，照顾身体的健康，取悦自己。当我愿意为自己努力之后，我渐渐成长为一个“有肩膀”的女人，可以做一个让我的朋友、学生、伙伴依靠和倾诉的对象。从有限温存、无限辛酸的爱情中走出来，我才知道天地有多大，这个世界里需要我们付出爱的人、事、物太多了，何必自困在得不到的爱情里呢？

记得有一个咨询者问过我一个问题，她说：“我是一个虔诚的佛教徒，每天都很诚心地念经，跟菩萨许愿，希望我旗下的艺人演唱会成功（她是一名经纪人），通常都会得偿所愿，但是我同样求菩萨给我另一半，求了这么多年，为什么总是没有着落呢？”

我回答：“你许愿的方式错了！你又没有‘缺角’，为什么求另一半呢？”如果她许愿的内容是：“菩萨啊，我每天都努力地生活，过得好快乐，求菩萨给我一个懂得感恩的伴侣，来分享我的快乐，让我们一起圆满我们的人生！”那么在上千万个跟菩萨提要求的人中，这个想要分享快乐给别人的人，会被菩萨先满足吧！

拿这个案例来分享，就是希望每一个人都明白，当你珍惜自己，成为一个可以因为健康、满足，而愿意付出爱的人，快乐自然会跟着你，而你的愿望也会改变，因为一个自己懂得快乐的人，不需要别人来帮他圆满，他自己就已经是圆满、不“缺角”的人了。

诚心祝福余静，把这次感情的挫折，当作成长的契机，先把注意力放回自己的身上，从善待身体开始，把健康找回来，开始爱自己、宠自己，等到你快乐起来，那个懂得感恩，可以跟你分享快乐的人，也许就在转角处等着你呢。

邱老师饮食建议

余静的状况可以说是多囊卵巢综合征引起的，原因简单来说分为两种：一种是饮食造成的，另一种则跟情绪有关（其实大多数的健康问题都跟情绪有关）。情绪的调整需要找到适当的方法，慢慢来，我们可以先从饮食入手，饮食调整好，身体健康后，对改善情绪也会有很大的帮助。

1. 严格忌口所有含蛋的食物，以免使雄性激素变多，让多囊卵巢综合征的状况更严重。

蛋类制品
鸡蛋、鹌鹑蛋、鸭蛋、皮蛋、咸蛋、铁蛋、蛋糕、蛋卷、蛋饼、泡芙、布丁、茶碗蒸、美奶滋、铜锣烧、牛轧糖、蛋黄酥、蛋蜜汁、凤梨酥及其他含蛋的饼干、面包等西点类、捞面、黄色拉面、意大利千层面等

2. 严格忌口会影响妇科状况的食物，如奶类制品、鱼、山药、竹笋。

奶类制品
牛奶、调味乳、酸奶相关产品、干酪、冰激凌、炼乳、高蛋白牛奶制品、乳清蛋白等

3. 严格忌口带壳海鲜和软体海鲜，还要忌口高胆固醇及锌、硒含量较高的食物。

带壳海鲜
虾、蟹、蛤蜊、牡蛎、干贝、鲍鱼、西施舌、蚬、螺类等

软体海鲜
章鱼、小卷、乌贼、鱿鱼、海蜇皮等

锌、硒含量高的食物	
海鲜类	蛤蜊、牡蛎（生蚝）、淡菜、扇贝、章鱼、海参、鲍鱼和鱼类
肉类	羊肉、内脏类
主食类	糙米、荞麦、燕麦、黑米
蔬果类	杏鲍菇、香菇、南瓜、海带、紫菜、松子等

4. 严格忌口寒性食物，下午四点后不要吃叶菜类和水果。

寒性食物	
蔬菜	大白菜、小白菜、大黄瓜、小黄瓜、苦瓜、丝瓜、葫芦、冬瓜、芥菜（包括雪里蕻）、地瓜叶、白萝卜、秋葵、苜蓿芽
美食	生菜沙拉、生鱼片等生食及冰品

5. 严格忌口上火的食物。

上肝火食物	
烹调方式	以高温油炸、高温烧烤、高温爆炒方式烹调的食物
美食	沙茶、咖喱、红葱头、红葱酥、麻油、姜母鸭、麻油鸡、羊肉炉、药炖排骨
高温烘焙的坚果	芝麻、花生、杏仁、核桃、开心果、南瓜子、葵花子、蚕豆、腰果、松子、夏威夷果仁、含花生的米浆等
水果	荔枝、龙眼、榴梿、樱桃等
饮品	咖啡、市售黑糖姜母茶等

6. 三餐定时定量，每一餐都要有肉有菜有主食，营养均衡（请参照择食三餐吃法）。

7. 吃饭时要细嚼慢咽，每一口嚼三十下。

8. 晚餐尽量在晚上七点半以前吃完。若晚上七点半之后才能吃晚餐，或肚子有些饿了，只能吃主食，而不要吃肉和菜。

9. 红豆茯苓莲子汤有助于消水肿和安定情绪。

我的择食手记：

本节讲的知识点对女生太重要了，我要好好记住这些：

真人实例：离婚后，我觉得自己很失败

姓名：章亦勤（男）
年龄：40岁
职业：文化事业
调理重点：荨麻疹、头痛、健忘、全身疲劳疼痛

我一直有坚定的决心，结了婚绝对不离婚！这个决心来自我的家庭，我父母年轻的时候，我爸会打我妈，次数不多，但当时我就告诉自己："将来我绝对不会打女人！"我哥哥在我决定结婚时，已经离过两次婚，在我心底，我觉得这样的家庭是蛮难接受的，好像一家子都过得乱七八糟，所以我告诉自己："一旦结婚，就绝不离婚。"

婚后，我跟太太是人人称羡的神仙眷侣。我们两个都高薪，又没有孩子，过得很潇洒，身边又有许多好朋友，除了上班，我没事就带着我太太和一群朋友一块玩，不论是出国旅游还是参加派对，我跟太太都能一起玩，并且我们能够无话不谈。

这样快乐的人生，却没能一直走到最后。在婚后的第八年，我开始觉得我太太有些改变。一直以来她是个帅气的女孩，但她开始穿着打扮得很女人，刚

开始我觉得也不错，换个感觉挺好的，还这样跟她开玩笑地说过。接着她渐渐不参加我们和朋友的聚会，她要我自己去，说她另外有约。

我想两人之间有各自的空间也好。于是我们开始各玩各的，但她比我有过之而无不及，经常半夜两点多我回到家，她都还没回家。因为信任，我一开始就洗漱睡觉去，次数多了，有一次我刻意等她，等到清晨五点多她才回来。因为太了解她，她一直讨厌被人管，所以我忍着什么也没问，只跟她说要早点睡，毕竟她身体不太好。她冷冷地瞪着我，我生怕会吵架，立刻投降说："好好好，我不管你。"

第二天起床，她帮我弄了咖啡，跟我坐在餐桌旁，开口说："我要离婚。"我吓了好大一跳，不论我们之间有什么样的改变，我一直相信那不会影响到我们的感情。她接着说："我要自由，我不想这样过下去。"我问她："你现在不自由吗？我什么时候管过你？"她冷静地说："不是你的问题，是我的问题。每次在外面玩，想到你在家里，我就玩得不痛快！"我火了："你玩到清晨五点还不痛快?!"她维持着冷静说："我说了是我的问题，跟你没有关系。"我想我已经做到任何一个男人都无法做到的地步，我问她："你是不是在外面认识了你喜欢的男人？"她迟疑了一下，对我摇摇头。我说："没关系呀，你告诉我，如果你想玩，我不会管你，你只要不让我看到就行。"她用古怪的眼神看着我，然后说："都跟你讲了没有，不是你的问题，也不是别的男人的问题，我就是不想跟你在一起了。"

一个星期后，她把离婚协议书放到我书桌上，要我签好去办离婚手续。我觉得真荒唐，自始至终，我都不明白她究竟为什么要离婚。而且离婚之后，我听朋友说她在英国找到工作，她去了英国，那么远，那么远，那么远，她离了我那么远。

隔了一年多，我认识了另一个女孩子，并且很快跟她结婚了。我现在的太太对我很好，比起前妻，她个性比较平凡，观念也比较传统，很懂得怎么照顾人。跟她在一起的生活，很平稳，也很舒适，我应该可以快快乐乐过日子，可我的健康却越来越糟，常常急性荨麻疹发作，而且失眠得很严重，造成我习惯性头痛，记性也开始变差，总之就是全身都不对劲，这里痛那里痛的。我还变得很不愿意出门，跟过去的朋友也没有联络了，我害怕听他们提起我前妻，更害怕他们让我想起我前妻。而且虽然我现在的生活没有什么不好，我却常常会看着电视，没来由地想哭。有时我因为忍不住想哭而躲进书房，我太太就会一直追问我怎么了。我一点也不懂我怎么了，要我如何回答呢？我只觉得整个人好疲倦。

我曾经发誓绝不离婚的，但多么失败，我还是离了婚，并且还离得不明不白。这次的婚姻，我无论如何要守住。我总是不愿意去回想那段婚姻里的任何事情，有时还会觉得那八年自以为很快乐的日子，实在太讽刺了，是我太天真、太傻。看着现在这个平凡的太太，我虽然找不回年轻时对爱情的疯狂与热情，但我绝对不能再失败。

虽然莫名想哭的情况仍旧常常发生，但我知道痛苦总有一天会过去，我能够把前一段婚姻在记忆里彻底抹去。

邱老师分析

亦勤的情况，我认为主要是他的情绪造成的。我常在咨询的时候说一句话："提出分手就跟辞职一样，拿出来讲的场面话，通常不是真正的理由，其实真正的理由很简单，就是不爱了！"

所有的爱都需要经营，人会变，爱也会跟着变，岁月会带走青春，也会淡化激情。我们常陷在"不是说好要永远在一起吗"的痛苦里，但是当"心"改变了，谁也无法控制。

世事本无常，没有什么是可以永远的，我们必须学着去接受，如果能早点体会，就可以更加珍惜相处时的美好。当有一方的心念改变了，我们应该感谢对方曾经给过我们的美好，而能够因为这份感谢，放手祝福，各自安好。有太多人被"永远"这两个字欺骗，总是天真地以为海会枯、石会烂，但我们永远不会变。为了虚幻的永远，错过了可以好好把握的现在，而让"永远"的心意成了遗憾。

亦勤的前妻到底为什么离去？这是解不开的谜，唯一可以确定的是，她的人生不会再和亦勤有交集。亦勤只有面对现实，才有希望从伤痛中重生，而不是纠结在"她为何要离开我"的泥沼中，让自己陷入悲伤，不可自拔地赔上自己的健康。

择食知识点：

悲伤会让你情绪低落、心痛，耗损你的能量。

亦勤可以选择在悲伤中煎熬，等待时间冲淡一切；也可以选择积极地面对现在，找回身体健康，同时不要忘了珍惜眼前人。

从上一段婚姻的失败中，亦勤应该也会得到一些智慧，多一点关心，也许太太就不会觉得你不在乎她而变心。在两性关系中，不要拿不爱被管当借口，只要是真心关怀，对方一定会感受到。

如果你不珍惜现在拥有的，她也不会是“永远”。不要总是眷恋过去曾经拥有的，幸福的滋味千百种，平淡的幸福，往往能走得更长、更远，希望亦勤不要重蹈覆辙。

时间会带走悲伤，你会觉得紧绷的胸口慢慢松开，渐渐地看得到蓝天，感受得到季节的变换，仿佛死过一回，重返人世。我要告诉你，这一切不会白费，时间会将悲伤沉淀为一种感知的能力、宽容的态度，心会平静而柔软，而你也会成为一个更懂得爱的人。

邱老师饮食建议

一、急性荨麻疹的原因可分为两种：

1. 体质太寒。

这种荨麻疹通常在晚上发作。饮食调整方法如下：

每天喝姜汁，喝法是用姜汁三大匙加 500 毫升的热水，加一匙低聚果糖或黄糖后，当水慢慢地喝（当荨麻疹痊愈后就改为正常喝法）。

忌口寒性食物，下午四点后不要吃叶菜类和水果。

寒性食物	
蔬菜	大白菜、小白菜、大黄瓜、小黄瓜、苦瓜、丝瓜、葫芦、冬瓜、芥菜（包括雪里蕻）、地瓜叶、白萝卜、秋葵、苜蓿芽
美食	生菜沙拉、生鱼片等生食及冰品

2. 食物过敏。

若荨麻疹发作的时间不分早晚，就多半是这个原因。需要忌口如下食物：

蛋类制品
鸡蛋、鹌鹑蛋、鸭蛋、皮蛋、咸蛋、铁蛋、蛋糕、蛋卷、蛋饼、泡芙、布丁、茶碗蒸、美奶滋、铜锣烧、牛轧糖、蛋黄酥、蛋蜜汁、凤梨酥及其他含蛋的饼干、面包等西点类、捞面、黄色拉面、意大利千层面等

奶类制品
牛奶、调味乳、酸奶相关产品、干酪、冰激凌、炼乳、高蛋白牛奶制品、乳清蛋白等

上肝火食物	
烹调方式	以高温油炸、高温烧烤、高温爆炒方式烹调的食物
美食	沙茶、咖喱、红葱头、红葱酥、麻油、姜母鸭、麻油鸡、羊肉炉、药炖排骨
高温烘焙的坚果	芝麻、花生、杏仁、核桃、开心果、南瓜子、葵花子、蚕豆、腰果、松子、夏威夷果仁、含花生的米浆等
水果	荔枝、龙眼、榴梿、樱桃等
饮品	咖啡、市售黑糖姜母茶等

带壳海鲜
虾、蟹、蛤蜊、牡蛎、干贝、鲍鱼、西施舌、蚬、螺类等

其他
寒性食物
玉米、芋头、南瓜、西红柿、青椒、甜椒、茄子

二、失眠、头痛、忘东忘西、身体疼痛这些症状，很可能跟常吃到影响神经的食物有关，也有可能是因为缺乏钙质。

1. 忌口影响神经的食物。

影响神经的食物	
日常食物	鲑鱼、糯米制品（油饭、汤圆、麻糬、酒酿、粽子、年糕等）
蔬菜	竹笋（包括笋丝、笋干）、大白菜、小白菜、大黄瓜、小黄瓜、苦瓜、丝瓜、葫芦、冬瓜、芥菜（包括雪里蕻）、白萝卜
水果	菠萝、杧果、龙眼、荔枝、水蜜桃、哈密瓜、香瓜
饮品	巧克力、咖啡、浓茶、可乐、瓜拿纳茶等

2. 如果是因为缺钙，日常生活中要补充钙质，摄取含钙的食物。钙质可以帮助缓解头痛、失眠、身体疼痛和忘东忘西的状况。

含钙的食物	
蔬菜	绿豆、油菜、空心菜、卷心菜、紫色苋菜
菌菇	木耳、干香菇
坚果、药材	杏仁、红枣、莲子、榛子
水产	蛤蜊、海带和紫菜（甲状腺有问题的人不能吃）
保健品	也可以吃柠檬酸钙来补充钙质

三、情绪低落、忧郁、全身疲劳，需要进行如下饮食调整：

1. 忌口黄豆制品。

黄豆制品
豆干、豆皮、豆腐、豆花、豆浆、黄豆芽、素鸡、素肉、味噌、毛豆、纳豆、素火腿、豆豉等

2. 忌口寒性食物。

3. 补充优质蛋白质和淀粉。

如果按以上的建议做了超过半年，但所有症状只是缓解，却没有痊愈，那就表示亦勤真的需要找专业心理医生来调整心理上的问题，辅助恢复身体健康。

择食知识点：

黄豆制品会使人情绪低落，摄入寒性食物或缺乏优质蛋白质会让人懒洋洋的。

邱老师情绪辅助小工具

早上起床的时候可以听非洲鼓的音乐来提振低落的情绪。当然，如果可以自己学习打非洲鼓，就更能够让情绪得到提升并且可以纾解压力。

在天气晴朗的时候，也可以多到户外走走，不一定非得千里迢迢跑多远，河滨公园、森林公园都可以，享受大自然，晒晒太阳，也对开阔心情很有帮助的。

我的择食手记：

本节讲到了一些亚健康状态，很多人都有类似症状，我该如何吃，让自己精神饱满呢？

情绪差压力大的时候，不妨听听 Mamady Keïta（玛玛迪·凯塔）的非洲鼓乐。

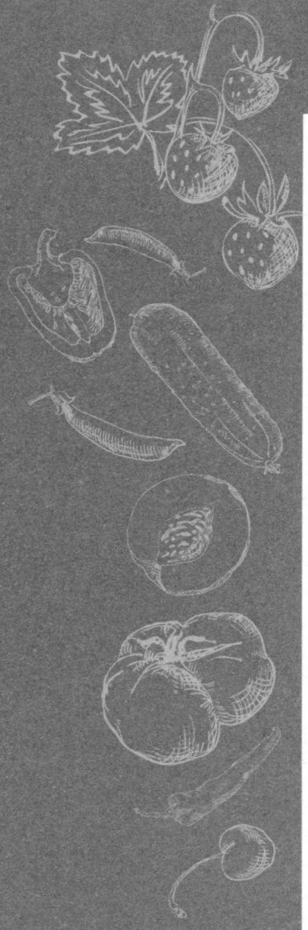

情绪七：自卑

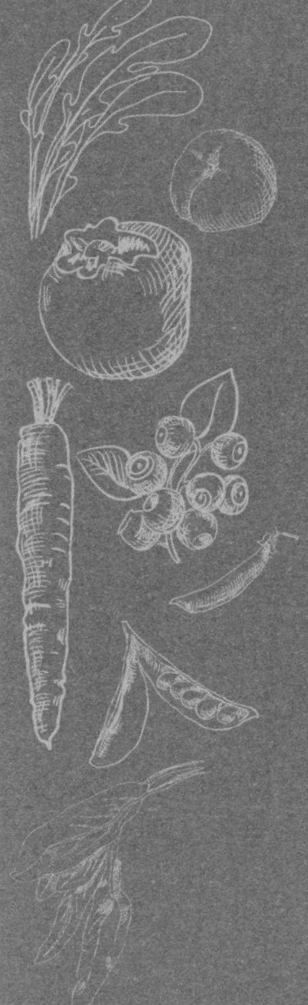

真人实例：没有人在乎我

姓名：徐娟娟（女）
年龄：28 岁
职业：总机兼杂务
调理重点：长痘、痛经、子宫腺肌瘤

在公司里，我坐在不起眼的角落，一张小小的桌子上面总堆满大家要寄的信件，或者是需要我帮忙打印的文件。

每个人经过我的位子，总是把要交给我处理的东西放在我面前，却看也不看我。接电话时，我帮任何人转接，从来没有人跟我说句谢谢，好像电话都会自动转接一样。

我不是抱怨，我的人生一直都是这样的。我记得有一次其他部门的主管问我：“我今天看人事资料看到你的，原来你已经二十八岁啦？”我看他一眼，就把头低下，这种问话听起来像是在嘲笑我。他接着问：“你打算一辈子都做总机吗？你要不要想想未来要做什么啊？”我只能把头低得更低，除了做总机我还能做什么？只有高中学历，也没有一技之长，况且一辈子做总机有什么不好？为什么不行呢？看我一直不回答，那个主管无趣地走开了。

我真不懂关他什么事，如果人人都不做总机，那他们以后不就得自己接电话，自己去邮局寄东西，自己影印文件，自己订盒饭吗？我知道这是个很卑微的工作，但那个主管怎么可以问我这种问题？很羞辱人啊。

那天回到家，我直接进房间。我妈一看我的脸色，她立刻脸色也变了，都没问我发生什么事，就狂敲我房门，一边大喊："你一进门就给我看脸色啊？你做什么了不起的大事业了，动不动就摆脸色？"我在房间里整个人都要爆炸了，我捂着耳朵也挡不住我妈尖锐的嗓音，她继续喊："你给我开门，滚出来，你跟老娘讲清楚，家里是饿着你还是冷着你了？我哪里对不起你，你给我滚出来说清楚！"

我只好开门，门才一开我妈就把我往里面推，我一跤跌在地上，她还是不放过我。"你说啊！一回来就摆脸色给谁看？"我怕她更生气，小声地说："我没有啊，是工作的事情，我只是身体有点不舒服。"接下来她还是一顿狠骂。我倒没有特别难过，从小她就是这样对待我的。我上有一个哥哥，下有一个弟弟，但他们两个只会联合起来欺负我。等大家渐渐长大，他们虽然不会欺负我了，但都对我很冷淡。妈妈非常重男轻女，也常常跟我说将来我是泼出去的水，遗产是不会有我的份的。

所以高中毕业之后，我就没有升学。我念书念得不是很好，我妈也说反正女人最后就是找个人嫁掉，念再多书也没有用。我记得我跟同学转述我妈的话，我同学睁大了眼睛说："你妈活在咸丰年间吗？她是穿越到现代的吗？怎么还有这种观念？"

但是跟她讲道理也只会招来一顿毒骂，我想除非认命，不然根本无法在这个家活下去。所以我虽然有点想继续念大学，但一点也不想跟我妈争取，毕业后就找到这个总机的工作。

我也做过那种梦，什么被总经理看上的总机小姐之类的，但我们总经理大概到现在连我长什么样子都不清楚，他根本没跟我说过话。而我有时候照镜子也不免嘲笑自己的梦，我长得这么平凡，哪儿会被总经理看上?

虽然我自认工作做得还不错，但那是因为这些都是很简单的事情，我本来也没有其他的本事，要想这辈子有什么成就是不可能的了。

我很想去整形，现在不是很流行医美吗?我的眼睛又小又肿，如果可以割个双眼皮多好；我的腮帮子很宽，听人家说打肉毒杆菌就可以变小；脸上还长满了粉刺，整张脸都红红的。但我一个月的薪水只有一万八千块，扣掉劳健保大概只够饮食开销和交通费，偶尔去看电影都算奢侈的花费，哪儿有钱去整形呢?

长得不漂亮，又没有能力，将来也不会有遗产，我想我就只能这样平淡地过自己的人生了。邱老师，我要问你的是，我每个月来月经的时候肚子都好痛，而且我很保守，只在好几年前看过妇科，医生说我有子宫腺肌瘤，我不知道这个病严不严重，我只是想解决这个问题，麻烦邱老师了。

邱老师分析

重男轻女是东方社会传统价值观的问题，不只是家庭，在职场上也比比皆是。娟娟与其感叹自己是烂命一条，不如好好地思考如何把一手烂牌打得精彩漂亮。

说得简单，如何做呢？当外在的一切无法顺心如意时，先从调理自己的身体和调整生活习惯开始。忌口会让自己长痘痘、子宫腺肌瘤变大和痛经的食物，然后认真吃择食三餐，营养均衡，早睡早起，执行几个月，身体自然会回报你。肌肤变得水嫩，水肿消了，身形也变漂亮了，如果再加上睡眠充足，自然会有好心情。

我并不反对微整形，如果选择口碑好、可信赖的医美中心，以现在的微整形技术来说，割个双眼皮或打个肉毒杆菌都是小菜一碟。但是如果外表变成天鹅，而内心还是觉得自己是丑小鸭的话，那被别人欣赏多看两眼，也会被自己解读成：是不是我整得很奇怪，别人在嘲讽我呢？

择食知识点：

变美不一定能改变你的人生，但求上进会。

下班后与其回家看母亲的脸色，不如争取时间去上课，学习第二专长，日后也比较容易有转职的机会。先为自己增加收入，才有离开原生家庭、自力更生的本钱啊！

在这世上，没有一份工作是卑微的，要看用什么样的心态去做这份工作。每一份工作如果用心，都能从中学到很多东西，不要事事等人交代才做，主动去想我能多做些什么，观察别人的工作方法，找机会学习，多问、多听、多学。学历低不是飞翔的障碍，真正阻碍我们的是那不安于现状但又怕麻烦、懒得改变的心态呀！

邱老师饮食建议

一、长痘了怎么办？

痘痘的定义比较笼统，细分来说，大颗、红肿、较硬、会化脓的为青春痘；另一种是小小的，有时会化脓形成白头粉刺，有时不会化脓但会形成黑头粉刺。这两种讨人厌的脸上“违章建筑”都有一个共同的原因——上火，所以想要“拆除”脸上的“违建”，首先要做到不上火。

1. 怎样做才能不上火呢？

不熬夜，最晚要在晚上十一点前睡着。

做好情绪管理。

严格忌口上肝火的食物。

上肝火食物	
烹调方式	以高温油炸、高温烧烤、高温爆炒方式烹调的食物
美食	沙茶、咖喱、红葱头、红葱酥、麻油、姜母鸭、麻油鸡、羊肉炉、药炖排骨
高温烘焙的坚果	芝麻、花生、杏仁、核桃、开心果、南瓜子、葵花子、蚕豆、腰果、松子、夏威夷果仁、含花生的米浆等
水果	荔枝、龙眼、榴梿、樱桃等
饮品	咖啡、市售黑糖姜母茶等

2. 其次要认真忌口两类杀手级食物。如果还要继续吃，那脸上的青春痘和粉刺可是会阴魂不散，春风吹又生哟！

黄豆制品
豆干、豆皮、豆腐、豆花、豆浆、黄豆芽、素鸡、素肉、味噌、毛豆、纳豆、素火腿、豆豉等

蛋类制品
鸡蛋、鹌鹑蛋、鸭蛋、皮蛋、咸蛋、铁蛋、蛋糕、蛋卷、蛋饼、泡芙、布丁、茶碗蒸、美奶滋、铜锣烧、牛轧糖、蛋黄酥、蛋蜜汁、凤梨酥及其他含蛋的饼干、面包等西点类、捞面、黄色拉面、意大利千层面等

3. 认真摄取水分。春、夏、秋天时，从早上起床到晚上九点前要摄取 2000 毫升的水分（包括姜汁、鸡汤、水）；冬天时，从早上起床到晚上九点前要摄取 1800 毫升的水分（包括姜汁、鸡汤、水）。北方人如果冬天大多数时候待在暖气房里，则要摄取 2000—2200 毫升的水分。有在运动时，可额外多摄取 200—300 毫升的水分。晚上九点后，如果觉得渴，可以喝一口水含着，再慢慢吞下，用这个方法补充水分。

二、子宫腺肌瘤的调理：

子宫腺肌瘤通常会伴随严重的痛经，平常就要严格忌口可能会让瘤长大的食物，如蛋类、鱼类、竹笋类、黄豆类、奶类、寒性食物、上火食物、山药、蜂王乳等，还要忌口影响神经的食物。

寒性食物	
蔬菜	大白菜、小白菜、大黄瓜、小黄瓜、苦瓜、丝瓜、葫芦、冬瓜、芥菜（包括雪里蕻）、地瓜叶、白萝卜、秋葵、苜蓿芽
美食	生菜沙拉、生鱼片等生食及冰品

影响神经的食物	
日常食物	鲑鱼、糯米制品（油饭、汤圆、麻糬、酒酿、粽子、年糕等）
蔬菜	竹笋（包括笋丝、笋干）、大白菜、小白菜、大黄瓜、小黄瓜、苦瓜、丝瓜、葫芦、冬瓜、芥菜（包括雪里蕻）、白萝卜
水果	菠萝、杧果、龙眼、荔枝、水蜜桃、哈密瓜、香瓜
饮品	巧克力、咖啡、浓茶、可乐、瓜拿纳茶等

如果吃到上述该忌口的食物，可是会让你在经期的时候痛不欲生的！

子宫腺肌瘤引起的痛经，很难调理到完全不痛，但可以靠忌口以上食物和平常认真喝姜汁（经血量多者，经期停喝），多摄取含钙食物或适量补充柠檬酸钙（可安定神经、舒缓疼痛）来大幅降低经期的不适。

我的择食手记：

看完本节之后，我需要记住哪些新知识点？

真人实例：一切都是我的错，我不值得别人对我好

姓名：王月云（女）
年龄：35 岁
职业：自由
调理重点：胃胀气、妇科炎症、脸色蜡黄、乳腺癌

下面要讲的故事，是我难以启齿的，但是近来身体已经到了觉得自己快要死掉的程度，所以只好跟邱老师求救。

我现在的男朋友是无业游民，偶尔会带回一笔钱，一二十万元，然后又是一年两年没有工作。我没有问每次钱是哪儿来的，而他一旦有了钱，会在短短的时间之内就去饭店、东买西买挥霍光，接下来就只会伸手跟我拿钱。我自己一个月赚的钱也不多，供我们两人一起生活已经不容易，要给他钱能有一千块都不错了。有时他心情不好就会打我。他并不是拳打脚踢的那种，而是赏我耳光，或者拿东西丢我。除了有一次他用烟灰缸把我额头砸伤之外，也不至于让我受多严重的伤，顶多嘴角或脸颊瘀青。那次真的让我见血，他自己也吓到了，一直跟我道歉，所以我觉得他对我还不错。

能够有这样一个人愿意跟我在一起，我已经万分感激老天爷了。像我这样的烂女人，他竟然还爱我，我除了感恩之外，再没有别的要求。

我十四岁的时候，被继父强暴，第二天早上我哭着求妈妈救我，我妈指着我说："谁叫你每天穿着背心短裤在家里晃来晃去，这是你自己的错，年纪小小就这么贱！而且你跟我现在都靠这个男人养，你就当是报答他，哭什么哭？"继父似乎在门外偷听到了，我打开门冲出去时，看见他就站在门口对着我笑。在那之后，继父几乎隔一两天就会来找我，对我做那件事情。其中一次我脑海中浮现出似乎在我更小的时候，隔壁的一个伯伯把手伸进我裙子里的画面，但是我不确定那是真的发生过，还是我自己的幻想。

后来继父出车祸死掉，在他的丧礼上，我妈一直用恶毒的眼神瞪我。继父死后没多久我妈就离家出走，我再也没见过她。那个时候我才中学毕业，邻居里有位阿姨看我可怜，就介绍我到她工作的工厂当工人，工厂提供宿舍，我也能养活自己了。有一天，因为过年，宿舍的人都回家去了，我住的房间只剩下我一个人。睡到半夜，我被一阵酒臭味熏醒，发现工厂经理正在摸我的身体，不论我怎么挣扎都没有用，那天晚上我又被强暴了。我简直不敢相信会有这样的遭遇，我回想起我妈当年跟我讲的话，我猜这真的是我的错。为什么整个工厂的女生，他偏偏挑上我？一定是我做了什么，让他想要对我做这件事。

经过十四岁时的教训，我没有跟任何人说起过这件事，当然工厂经理也自此对我特别好，给我加薪还升我为领班。虽然他有时会趁四下无人对我东摸西摸，但我想就当是我报答他提拔我吧。

有一次下班，工厂经理叫我陪他跟朋友去吃消夜，我现在的男朋友就是他的朋友。那次消夜后，我男朋友开始常常到我做工的地方等我下班，带我出去吃东西，再送我回来。半年之后，他要求跟我同居，我才从宿舍搬出去。因为带着那些肮脏的往事，我总觉得对现在的男朋友不公平，于是我跟他坦白。听完那些经历，他搂着我说真可怜，他会好好对我，让我不再受伤。我感动地痛哭，决心要好好回报他对我的爱。

后来有一次他跟我要钱，我说只有五百块，可以给他四百块，我自己留一百块。他摔下酒杯，一边打我耳光，一边骂："你这个贱女人，你知不知道像你这样的烂女人，除了我没有男人会要你……"他接着说了许多更不堪入耳的话，我没有哭，甚至没有生气，因为他说的都是真话。他说可以介绍我去酒店上班，以我的样子，应该可以赚很多钱。我为了可以赚更多钱，不要让他再这么生气，就答应了。

我的确赚了更多钱，他也越来越少打我，除非酒喝多了，他才会失控打我。但现在我年纪渐渐大了，吃不消每天喝酒。我常常胃出血，医生说我肝功能不好，胃又穿孔，不能再喝酒熬夜了。我跟男朋友商量，男朋友看着我说："你现在还是很漂亮，不做太可惜了。我答应你，现在我们开始存钱，你再赚个三年，之后我们就可以舒舒服服过日子，你就不用再做了。"

他这样说真的很让我高兴，所以我就答应他再做三年。但是这几个月，我脸色越来越黄，脸上开始长斑，肚子好像总是胀气，经常一睡十几个小时也爬不起来，上班总迟到，严重影响我的收入。所以最近他又开始打我，说我不知道惜福，只想偷懒。我真的不知道该怎么办了。我的胸部也常常发胀发痛，医生说我得了乳腺癌，而且我的妇科炎症反复发作，有什么方法可以让我恢复体力吗？得了乳腺癌是不是就没救了？

邱老师分析

我碰到过很多像月云这样的女性，对生命里的挫折逆来顺受，选择用隐忍的方式来逃避自己的创伤，总是怨天尤人，甚至觉得一切都是自己身为女人的错，如果自己身为男人就好了……当你从骨子里否定自己性别的时候，你那忠诚的身体会认真去执行你所想的。这个时候，跟性别有关的器官会开始病变，到最后所有女性性征的器官都要摘除，让你当不了女人！

从月云的身体出现的问题来看，她属于体质很虚寒的人。体质虚寒的人通常容易气虚，气虚的人看起来会比较怯懦怕事。人的本性欺善怕恶，柿子拣软的捏，恶人要欺负人也是会挑对象的。如果月云个性泼辣，遇事会反抗到底，同时身体健康强壮，继父不见得敢对她下手，往后也不一定会再发生同样的惨事。被欺负了，母亲不但不保护，反而因为现实考虑而指责月云，让月云认为是自己的错，这样的母亲有她的缺失。幼小时受到的创伤，我们无法靠自己疗愈，但是长大后，却可以主动寻求专业的帮助，而不是躲在黑暗里就此沉沦。

择食知识点：

体质虚寒的人通常容易气虚，气虚的人看起来会比较怯懦怕事。

月云的自我价值感低是她悲惨遭遇的根源，她因为这些悲惨的往事，厌弃自己身为女人的事实，最终身体开始病变。

重建她的自我价值是她目前的课题，开始学习珍惜自己、尊重自己，学习拒绝被暴力地对待，学习爱与被爱。先从爱的念头开始，每天努力去做对自己的身体有益的事，爱自己的身体，去感受阳光照耀的温暖，这会使人产生正面的能量；去感受食物的滋味，这会滋养身体，带来对抗疾病的力量。每天用好的念头来代替悲观的情绪，当心念改变，好事就会随之而来。把体质调温暖，气血充盈，那么癌症不一定会带来毁灭的结果，也可能是新生活开始的契机。祝福月云，也祝福所有不认同自己性别而在受苦的人。

邱老师饮食建议

一、胀气的原因：

1. 身因性胀气有可能是食物引起的，如蛋类制品、奶类制品、五谷杂粮（含黄豆制品）、竹笋类、糯米类、发酵类食物（如馒头、包子、面包、蛋糕、饼干等），还有过度甜食，也有些人吃了芋头、马铃薯、地瓜会胀气。所以有胀气的人应该先严格忌口以上食物至少半年，等胀气情况至少消失半年，再选喜欢的一样一样少量试吃，如果吃了又出现胀气，那表示身体目前还是无法接受这种食物，就要再忌口半年后再试。

2. 心因性胀气有时是因为紧张，有时是因为愤怒、郁闷造成膈肌痉挛（会感觉想打嗝打不出来）。因紧张而来的胀气，可以通过补充柠檬酸钙来缓解，膈肌痉挛可以尝试靠热敷来缓解，加上静心腹式呼吸来放松。另外，也要找出造成愤怒和郁闷情绪的源头加以调解。

3. 还有一种胀气的原因是久坐不动，所以要尽量提醒自己，连续坐上两三个小时后一定要起身走动，上下班可以走一站再搭公交车或地铁。

二、妇科炎症反复发作通常跟体质太寒、免疫力下降有关，调整方法有：

1. 忌口寒性食物，下午四点后不要吃叶菜类和水果。这是第一要务。

寒性食物	
蔬菜	大白菜、小白菜、大黄瓜、小黄瓜、苦瓜、丝瓜、葫芦、冬瓜、芥菜（包括雪里蕻）、地瓜叶、白萝卜、秋葵、苜蓿芽
美食	生菜沙拉、生鱼片等生食及冰品

2. 择食早餐前的姜汁认真喝，择食三餐认真吃。优质蛋白质认真补充，把体质调温暖了，恼人的妇科炎症就会好转。

3. 用抗生素治疗妇科炎症期间，可以买免洗的棉质内裤洗过再穿，穿过即丢，疗程结束后要把发炎时穿过的内裤全部换新，以免穿了带菌的内裤导致重复感染。内裤不要挂在晒不到太阳的浴室或阳台阴干，梅雨季节，可洗完直接用除湿机除湿后再穿，以免霉菌感染。有性伴侣的人，在治疗炎症期间，最好伴侣也一起接受治疗，以防治疗后的交叉感染。有性生活的女性，除非想要怀孕，否则每次性行为时，请坚持全程使用避孕套，这是目前已知的避免发炎或感染人乳头瘤病毒造成宫颈癌的最有效方法。

三、乳腺癌患者除了接受治疗以外，饮食上要特别忌口以下食物：

蛋类制品
鸡蛋、鹌鹑蛋、鸭蛋、皮蛋、咸蛋、铁蛋、蛋糕、蛋卷、蛋饼、泡芙、布丁、茶碗蒸、美奶滋、铜锣烧、牛轧糖、蛋黄酥、蛋蜜汁、凤梨酥及其他含蛋的饼干、面包等西点类、捞面、黄色拉面、意大利千层面等

奶类制品
牛奶、调味乳、酸奶相关产品、干酪、冰激凌、炼乳、高蛋白牛奶制品、乳清蛋白等

黄豆制品
豆干、豆皮、豆腐、豆花、豆浆、黄豆芽、素鸡、素肉、味噌、毛豆、纳豆、素火腿、豆豉等

上肝火食物	
烹调方式	以高温油炸、高温烧烤、高温爆炒方式烹调的食物
美食	沙茶、咖喱、红葱头、红葱酥、麻油、姜母鸭、麻油鸡、羊肉炉、药炖排骨
高温烘焙的坚果	芝麻、花生、杏仁、核桃、开心果、南瓜子、葵花子、蚕豆、腰果、松子、夏威夷果仁、含花生的米浆等
水果	荔枝、龙眼、榴梿、樱桃等
饮品	咖啡、市售黑糖姜母茶等

其他
寒性食物
鱼类、竹笋类、山药、蜂王乳、月见草油、大豆异黄酮等

特别提醒：癌症患者最好在早、午两餐摄取优质蛋白质，晚餐在晚上六点前吃完，早睡早起，保持放松的心情。

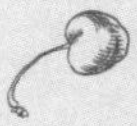

择食知识点：

长黑斑和脸色发黄都跟上肝火有关，严格忌口上火食物，并且不熬夜，做好情绪管理，就会慢慢得到改善。

我的择食手记：

我需要忌口哪些食物，为什么？

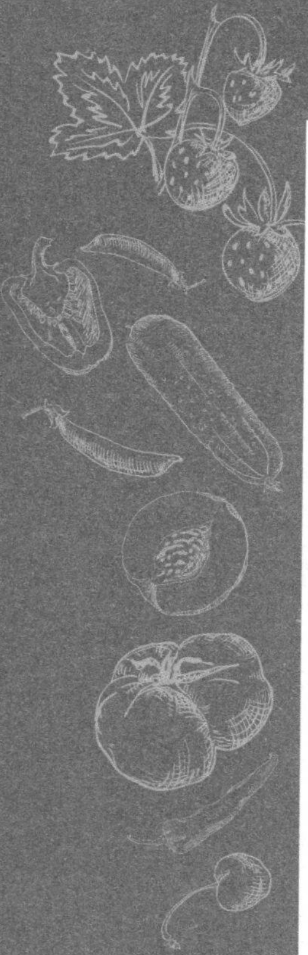

情绪八：讨好

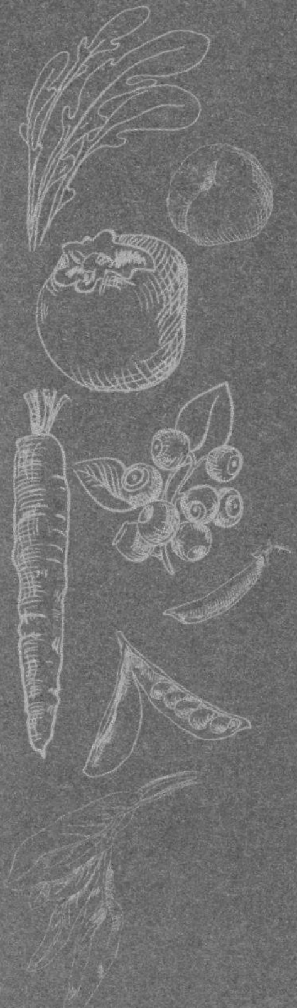

真人实例：很努力去做事，却得不到别人的肯定，心好累

姓名：涂菲芹（女）
年龄：38 岁
职业：公关
调理重点：单边肩颈僵硬酸疼、背疼

我妈是个完美主义者，而且她未必要求自己完美，但绝对要求身边的人完美。

我非常爱我的妈妈，却无法跟她相处。从小她就不断挑剔我的不完美，每当我在学校考了好成绩，她的态度总是很冷淡，反而找我出错的题目问我为什么会错，为什么要粗心。我一旦考差了，她就会说我是没有遗传到她的基因，说我就是书读不好，笨。

我毕业后找到化妆品牌的公关工作，因为是个大品牌，我很兴奋地跟她说，她仍然很冷淡地回我："某某阿姨的小孩，现在在银行当副经理，一个月赚十几万呢。"连我穿衣服，她也会挑剔："你的腿怎么不好看呢？某某阿姨女儿的腿又直又长，骨架子窄窄的，你怎么骨架子这么粗？一点都不秀气。"

因为这句话，我开始减肥，好不容易瘦了五千克，我故意穿窄裙，希望得到妈妈的赞美，但她还是说："你的腿真的不好看，奇怪，到底是遗传谁？"每

次被她气到，我都会想，再也不要在乎她说什么了，但她的每一句话就像有魔法一样，会从耳朵钻进我的脑袋，再穿过我的喉咙到达心脏，怎么样也挥之不去。好不容易升成亚洲区公关经理，我抱着莫大的信心告诉我妈这个好消息，她听完沉默了一下，然后问："你现在都几岁了？这个行业赚得了多少钱？"被她一大冰桶的冰块浇下，我忍无可忍愤而离席，丢下我妈一个人在餐厅。

我一边开车一边哭。从小我就一心希望能讨好我妈，但不论多努力都无法讨好她。有一次我存了好久钱，买了一颗二十五分的钻戒送她，她打开盒子一瞧，立刻说："你知道某某阿姨吧，今年生日她女儿送了她一颗祖母绿的钻戒。我们这个年纪，宝石不够大是戴不出门的，你这颗留着自己戴吧。"

这么多年了，这样的事情不断发生。我有时候气自己，为什么明明知道讨好不了她，却不死心地老要自己送上门让她羞辱？为什么我没有拿她跟我这个朋友、那个朋友的妈妈比较，她却总拿我跟这个阿姨、那个阿姨的女儿比较？我一边哭一边将我与妈妈之间的新仇旧恨重温了一遍，我渐渐明白为什么我在爱情里也不断要自己成为对方想要的样子，我是想要讨好那些男朋友，希望得到他们的肯定。

有一任男友喜欢穿着有个性的女孩子，那阵子我买了一大堆牛仔裤。因为我妈的关系，从小除了上学，我几乎没穿过长裤，一律穿裙子，因为我妈说女孩子就要有女孩子的样子。为了那个男朋友，我还剪了短头发，每次约会就穿牛仔裤、白衬衫、球鞋，因为他说女生穿成那样最性感。结果和我交往了两年多又分手后，他却娶了一个女强人，她的穿着总是紧身裙加爆乳上衣。我简直气得要疯掉，为什么我讨好不了任何人？

在工作上我也不断地讨好上司。上司要我加班我就加班，上司希望我英文可以更好，我就上班到晚上八点，还请一对一的英文老师补习英文。我每天挂着黑眼圈上班，忍受着肩颈酸痛和背部疼痛，努力从别人那里寻求我从妈妈身上得不到的肯定。

但是我觉得好累，为什么没有人愿意接受我，take me as what I am（接受真实的我）？

邱老师分析

如果排除了食物对身体疼痛的影响，有时疼痛是一种借由身体来传达的信息，让我们了解，目前生命里，某些能量被卡住了，爱的能量不流动了，我们被某种情绪困住，动弹不得。这个时候，如果能把困住我们的情绪找出来，加以面对和调解，有可能这些疼痛就不药而愈了！

身体持续出现单边的肩颈僵硬酸痛，要先排除旧伤反应。如疼痛出现在左边，那有可能是长期过度使用右边，造成肌肉疲劳、身体受力不均衡，因此从肌肉的反射区左边出现症状。而压抑自己内在的感受，长期以理智来判断行事，也会出现左边肩颈僵硬酸痛的情况。以上的状况都排除后，还有一种可能性，左为阴，右为阳，左边的肩颈僵硬酸痛有可能跟女性的长辈或家人爱的能量不流动有关，菲芹的情况就可能属于这一种。

我们幼小的时候都有一种期望，期望中的父母是完美的、全能的，是保护我们、照顾我们、支持我们的神。但事实上父母往往是我们生命创伤的源头。

父母有他们从原生家庭承袭而来的行为模式，创伤、挫折及他们本身的个性、心智成熟度，这些都影响了他们教养以及对待子女的方式。父母的教养方式形成孩子的自我评价，而孩子对自己的观感，则会影响他往后生命中对待自己和外界的态度。

择食知识点：

如果我们幼小时，不断地被贬损，长大后就很容易自我价值感低，永远觉得自己不够好，只好从外界去寻求肯定。很多人会不断压抑自己真正的感受，转而努力寻求社会价值，或取悦他人，过度付出来寻求别人的认同。

菲芹的母亲不断地拿她和别人的子女做比较，继而贬损她，这可能是东方父母的一种习惯。父母会觉得夸赞小孩容易使他们变得骄傲，对挫折的容忍度也会跟着降低，所以经常出现在小孩面前贬损他们不够好，应该更努力，转过身却跟别人夸耀自己的小孩有多棒的矛盾行为。

他们不知道这是一种有毒的负面表达爱的方式，一厢情愿地认为这会让孩子变得更强，因为当初他们的父母就是用这样的模式来教养他们的。

另一种可能是菲芹的母亲无法面对自己生命的挫折，转而要求子女成为她想要成为的人，完成她未竟的梦想，希望用孩子的成就来填补她受挫的自尊。不管是哪一种可能，做法都是不正确的。在小时候，我们面对这样的情况只能忍耐，但当我们长大了，父母这种行为模式让我们觉得受伤的时候，我们就该觉醒，而不是继续让这种行为模式控制我们的喜怒哀乐。

学习去面对我们的父母不全都是对的这一事实，他们也有缺点，他们也有不够成熟的心智，他们对我们的评价不一定全然正确。但是不要否认，他们只是尽力用他们认为对的方式来对待我们，这背后的动机是爱。当我们可以舍弃父母对我们的不正确评价时，我们就可以开始学习如何善待自己。当然一切的善待，还是从身体开始，这是最容易的。身体舒畅了，看待事情的角度也就不同了。

希望菲芹可以摆脱母亲这个背后灵，让她只是一个单纯的母亲而不再是菲芹人生的控制者。

最后要提醒菲芹的是，除了食物的影响和压力因素以外，高跟鞋也可能是背痛的原因，要尽量减少穿高跟鞋的时间，降低鞋子的高度。

邱老师饮食建议

错的食物往往是引发疼痛的隐形元凶。如果你还在继续吃那些可能造成疼痛，或让已经产生的疼痛更不容易消除的食物，那再有名的医生到你手中也会成为庸医一名，治不了你的痛！

请严格忌口以下食物：

上肝火食物	
烹调方式	以高温油炸、高温烧烤、高温爆炒方式烹调的食物
美食	沙茶、咖喱、红葱头、红葱酥、麻油、姜母鸭、麻油鸡、羊肉炉、药炖排骨
高温烘焙的坚果	芝麻、花生、杏仁、核桃、开心果、南瓜子、葵花子、蚕豆、腰果、松子、夏威夷果仁、含花生的米浆等
水果	荔枝、龙眼、榴梿、樱桃等
饮品	咖啡、市售黑糖姜母茶等

寒性食物	
蔬菜	大白菜、小白菜、大黄瓜、小黄瓜、苦瓜、丝瓜、葫芦、冬瓜、芥菜（包括雪里蕻）、地瓜叶、白萝卜、秋葵、苜蓿芽
美食	生菜沙拉、生鱼片等生食及冰品

影响神经的食物	
日常食物	鲑鱼、糯米制品（油饭、汤圆、麻糬、酒酿、粽子、年糕等）
蔬菜	竹笋（包括笋丝、笋干）、大白菜、小白菜、大黄瓜、小黄瓜、苦瓜、丝瓜、葫芦、冬瓜、芥菜（包括雪里蕻）、白萝卜
水果	菠萝、杧果、龙眼、荔枝、水蜜桃、哈密瓜、香瓜
饮品	巧克力、咖啡、浓茶、可乐、瓜拿纳茶等

另外，也要注意摄取含钙食物。适量的钙可以安定神经，缓解抽痛、刺痛等神经痛。

含钙的食物	
蔬菜	绿豆、油菜、空心菜、圆白菜、紫色苋菜
菌菇	木耳、干香菇
坚果、药材	杏仁、红枣、莲子、榛子
水产	蛤蜊、海带和紫菜（甲状腺有问题的人不能吃）
保健品	也可以吃柠檬酸钙来补充钙质

我的择食手记：

写下本节需要记住的知识点。

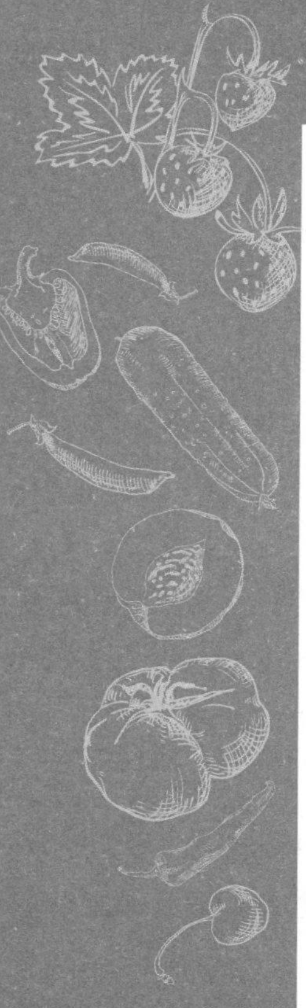

情绪九：愧疚

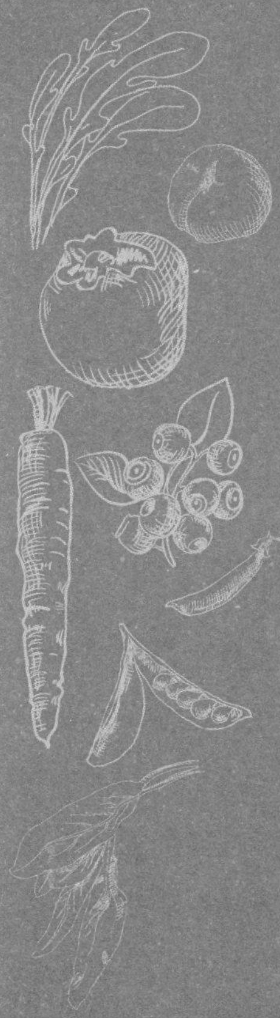

真人实例：婚后出轨，良心难安

姓名：谢亚南（女）
年龄：43 岁
职业：金融
调理重点：子宫肌瘤、经血量大、睡不饱

身高一米六九、体重五十千克，长得像林志玲，当然我说的是十年前的我。但现在我也没有变形太多，只有稍微浮现的眼袋和微微凸出的小腹，但也不是很明显，只要衣着得当，看起来和十年前没有太大差别。

要让像我这样的女人抗拒主动对我表示好感的男人，有点强人所难。我父亲在我念小学五年级的时候就因为外遇而丢下我跟母亲。我母亲是个小学老师，我跟她感情十分亲密，因此她的痛苦、伤心，以及照顾我的辛苦，我通通看在眼里。所以我恨父亲，他是一个不负责任的男人，丢下糟糠之妻和女儿，独自去跟年轻的女人谈恋爱、结婚，是个自私的男人。每当母亲送我到学校后转身离开，看着她日渐消瘦的身影，我就恨父亲更多一点。

当我高中开始谈恋爱时，我就告诉自己，绝对不要当被男人欺负的女人，我不要跟我母亲一样是个弱者，我要当爱情中的强者，我这么告诉自己。年轻时的几段恋爱，我只要发现对方身上有劈腿的蛛丝马迹，就立刻跟对方分手。

念大学时我开始打工自己赚学费，那些年，我都谨守自己的原则，但是我发现自己开始像父亲一样注重外表。他是个不论何时都打扮得很型男的人，我似乎遗传了他某些性格。我告诉自己："我只是觉得注重外表表示尊重自己和别人而已，我绝对不会像他一样花心、不负责任的。"但是开始工作之后，我发现他的 DNA 在我身上不断产生影响。从谈恋爱劈腿，到劈腿被抓，我是多么痛恨自己，为什么我就是要变成和我痛恨的父亲一样的人！因为恨自己，我更加恨父亲了。

后来我结婚了，我的先生是个公务员，很老实、单纯的男人，我为他生了两个孩子，在这期间却没有停止过外遇。最近让我很烦恼的是，我的男朋友才二十七岁，他主动接近我，并且告诉我他不在乎我是有夫之妇，他就是爱我。偷偷跟他交往了半年，我发现他越来越黏我，常常不管我是不是在家，三更半夜打电话来，工作也不好好做，一天到晚跷班来找我，因此我试图跟他分手。不论我好说歹说他都不愿意，他说除非杀了他，不然我怎么样也不要想甩掉他。

我问自己，我究竟做了什么？我还是个人吗？这个才二十七岁的男孩子的人生被我毁了。我的先生跟我结婚六年来，没有做错过什么事，对我温柔体贴，并且包容着我，要是他知道我外遇会多伤心？我的两个孩子如果知道妈妈这样，会像我恨我父亲一样恨我吗？我简直比我父亲还要禽兽啊！带着这种罪恶感，我的生活跟在地狱里一样。我最近经期的时候大量出血，照着镜子只觉得自己面黄肌瘦，憔悴不堪，每天不论怎么睡，都睡不饱，爬不起床，再这样下去，我真的要崩溃了！

邱老师分析

在这个世界上，我们都带着各自的伤疤活着，很多从原生家庭带出的创伤形成我们生命中的印痕，如果不去面对它们、承认它们，去寻求疗愈，最终它们会影响我们面对生命的态度，阴魂不散地影响我们的每一个选择与决定。

亚南从小看着父亲在婚姻中外遇，母亲委屈伤心流泪。人都会本能地同情弱者，幼小时不具判断力的亚南很轻易地同情弱势的母亲，立志长大后不要成为像母亲一样的被害者，她的心理防卫机制使得她在面对两性关系时总是敏感又尖锐。在与男朋友相处的过程中，她的强烈掌控欲反而会让男朋友受不了，而当关系出现停滞时，只要发现男朋友与其他女性有互动，她未审先判直接断定对方劈腿，就立刻走人。因为厌恶母亲的弱势和被害者角色而过度反抗的结果，就是她成为两性关系中强势的加害者。如果亚南还不自觉行为上的偏差，加以调整，也许这辈子她都只能哀怨地唱着《下一个男人会更好》，在自己创作的剧本里演着遇不到好男人的怨女角色。

很多我们在年幼时认定让我们受到创伤的事，其实心智成熟之后再回头去看，往往可以看到更多当初我们没有能力看到的细节，而这些新发现有可能扭转我们对这个创伤的反应和感受。

举例来说，我的一个朋友曾经跟我讨论过，她小时候她母亲常常对她不耐烦，她有时想跟母亲说学校发生的事情，母亲却不耐烦地打断她，并且说：“别烦我，走开！”因此她在童年渐渐学会对母亲冷淡，因为只有对母亲冷淡，才不会惹来母亲的不耐烦而让她感到受伤。我们在三十五岁的时候聊起这些事情，我朋友说，长大后她回想这些与母亲的事情，她发现，原来母亲那时候是职业妇女，常常赶着回家做饭，做饭的时候又往往有人因为工作上的事情打电话来找母亲，她说：“我总是挑她做饭的时候找她讲话，她当然会不耐烦，换作我在她的处境里，我一定也超级不耐烦的啊！而且想想我母亲真的很尽责，不论再忙都坚持要自己做饭给我们吃，我现在完全做不到我母亲那样，我的孩子都只能当外食儿童。”我这位朋友就是一个最好的例子，随着年纪的增长，用足够智慧的眼光去看父母当年的处境，也许就能够豁然开朗。

以亚南父母不和的婚姻来说，如果能以第三者客观的角度来看，她可以找到父亲不断外遇的原因。是双方个性不合？经过时间推移，双方心智距离越来越远？也许父母之间曾有过无法修补的裂痕？作为子女，其实不需要选边站，父母的婚姻问题其来有自，很少是单方面的过错，跳出仲裁者的角色，才能看到更多真相。当被害者不再那么值得同情，加害者不再那么可恶的时候，亚南心中的枷锁也就能够慢慢打开了，不再把关系中的另一半当成父亲那样提防他劈腿，就能更柔软地展现自己美好的一面，经营出人生美好的未来。

择食知识点：

每个人身上都或多或少带着原生家庭的创伤，随着年纪的增长，我们要用足够智慧的眼光重新审视当年的状况，面对它们、承认它们、疗愈它们。

邱老师饮食建议

所有妇科肿瘤，包括乳房纤维瘤、卵巢囊肿、子宫肌瘤、子宫腺肌瘤，在日常生活中都要特别忌口：

蛋类制品
鸡蛋、鹌鹑蛋、鸭蛋、皮蛋、咸蛋、铁蛋、蛋糕、蛋卷、蛋饼、泡芙、布丁、茶碗蒸、美奶滋、铜锣烧、牛轧糖、蛋黄酥、蛋蜜汁、凤梨酥及其他含蛋的饼干、面包等西点类、捞面、黄色拉面、意大利千层面等

奶类制品
牛奶、调味乳、酸奶相关产品、干酪、冰激凌、炼乳、高蛋白牛奶制品、乳清蛋白等

黄豆制品
豆干、豆皮、豆腐、豆花、豆浆、黄豆芽、素鸡、素肉、味噌、毛豆、纳豆、素火腿、豆豉等

寒性食物	
蔬菜	大白菜、小白菜、大黄瓜、小黄瓜、苦瓜、丝瓜、葫芦、冬瓜、芥菜（包括雪里蕻）、地瓜叶、白萝卜、秋葵、苜蓿芽
美食	生菜沙拉、生鱼片等生食及冰品

上肝火食物	
烹调方式	以高温油炸、高温烧烤、高温爆炒方式烹调的食物
美食	沙茶、咖喱、红葱头、红葱酥、麻油、姜母鸭、麻油鸡、羊肉炉、药炖排骨
高温烘焙的坚果	芝麻、花生、杏仁、核桃、开心果、南瓜子、葵花子、蚕豆、腰果、松子、夏威夷果仁、含花生的米浆等
水果	荔枝、龙眼、榴梿、樱桃等
饮品	咖啡、市售黑糖姜母茶等

其他
竹笋类（笋丝、笋干）、鱼类、牛油果、山药

如果不忌口以上食物，妇科肿瘤会有较高风险变大或恶化。子宫肌瘤或子宫腺肌瘤患者如果经血量正常，通常不太建议开刀，而建议采用忌口引起妇科肿瘤的食物、不熬夜、保持情绪平稳等保守性疗法，与肿瘤和平共处，并确保每半年到一年追踪一次，确认肿瘤的状况。

如果已经有经期大量出血、常常觉得疲倦、头晕目眩、早上睡到爬不起来、血红蛋白下降等明显虚弱的情况，则建议开刀去除子宫肌瘤或子宫腺肌瘤，但除非特别状况，否则不建议做子宫摘除手术。

长期经血量大的人，在日常生活中要尽量让身体的造血功能维持正常运作。人体造血需要三元素：维生素 C、B 族维生素、铁质。择食早餐吃两种水果各半碗、午餐两种菜煮好一碗，晚餐一种菜煮好半碗，这些食物都含有维生素 C；

三餐都需要摄取的优质蛋白质——羊肉或猪肉——中含有 B 族维生素和铁，三元素完整，身体自然能够有好的造血功能。

择食知识点：

谷物中的植酸和草酸含量高，会妨碍铁质的吸收，所以经血量大的人要忌口五谷杂粮。

坊间一般流行经期吃麻油鸡或四物鸡，我并不敢苟同。麻油是高温压制的，再加上老姜不去皮高温油炸爆香，吃了容易让身体上火，有些人反而容易经血瘀滞以致量突然变少；有些人则因为老姜活血而经血量暴增，不同体质会出现不同症状。四物有活血化瘀的功效，经血量大的人经期不要吃，以免大量失血。

我的择食手记：

远离妇科肿瘤，我需要忌口这些食物：

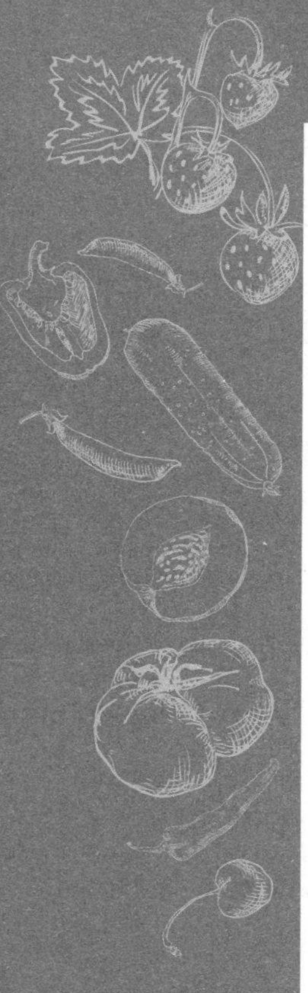

情绪十：逃避

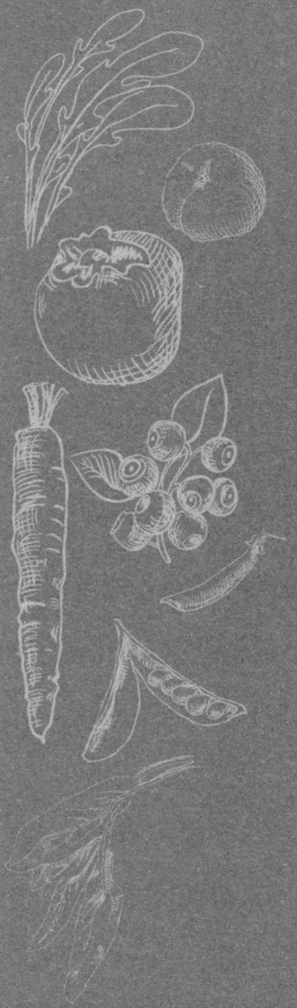

真人实例：恐婚，相爱的人不能只是在一起吗

姓名：叶培君（男）
年龄：35 岁
职业：银行职员
调理重点：气喘、恐惧

我从来都弄不懂为什么一定要结婚，两个相爱的人难道不能好好在一起，没有压力、责任这些恼人的约束吗？用一张纸来保证两个人永远都会相爱，并且要一起过一生，这很蠢，很违反人性。

我的父母结婚五十年，在我有记忆以来，他们一天到晚都在吵架。我念高中的时候，母亲跟父亲吵架之后回外婆家，我去外婆家找她，问她："你要不要跟爸爸离婚？你一直不快乐，爸爸都不体贴你的辛苦，干脆离婚吧。"我妈用一种非常震惊的眼神瞪着我，然后声音颤抖地说："你这个不肖子……"一副被气得要晕过去的样子，从此我再也不敢提要父母离婚的事。

他们思想传统保守，觉得婚姻不可轻言放弃，尤其母亲觉得女人要是离了婚，简直是犯下了要在街上被众人用石头砸的大罪。我可不同，我没有那么封建的思想，我甚至不赞成婚姻制度。于是当我交往七年的女友小童说要结婚时，那两个字从耳朵钻进脑里，我就像被天上劈下的闪电打中一样，我觉得全身麻

痹无法呼吸，她接下来讲话的声音就如同蜜蜂的嗡嗡声，我一句也听不见。等我从麻痹状态中渐渐恢复，虚弱地吐出："让我想想。"接下来她一连串地抱怨，抱怨我耽误她的青春，浪费她的感情，我只好边安抚边把她送回家。

其实跟小童在一起我觉得很轻松，她是个开明的女孩，很少让我觉得有压力。我曾经问她要不要跟我住在一起，她说像现在这样偶尔住我这里，偶尔回自己的家，感觉很好，不想要改变，那么现在她说要结婚不是很矛盾吗？我们吵完架之后三天没有联络，第四天她到我公司楼下等我，跟我说如果不结婚，就分手。我其实不想失去她，她温和地告诉我，身边的好朋友一个个都结婚了，最近好多朋友还生了小孩，抱着朋友的小孩，让她很渴望结婚和当妈妈。为了不失去她，而且我也确实理解她的心情，我答应结婚了。

小童开始忙着筹备婚礼，我却一天一天感觉自己要死掉了。每当小童打电话问我订那家饭店好不好，喜帖要红的还是金的，哪一天我有空拍婚纱照之类的问题，我就觉得窒息。在那一个月里，我一直感冒，咳嗽好不容易好了，就又感冒。小童每天熬姜汤或者热柠檬水，还有什么川贝蒸梨之类的照顾我，但我的身体状况就是不见起色。

眼看距离婚礼只剩下两个星期，我在某天夜里咳嗽咳到喘不过气，去医院看急诊，医生说是气喘，小童吓得脸都白了，在急诊室里问医生："他两个星期后要举行婚礼，到那个时候会好吗？"我在一旁虽不舒服也忍不住笑了出来。医生耐心地跟小童解释我的气喘不会是持续喘不停，但要小心照顾，避免接触致敏原，才能够不发作。接着医生要我安排时间做致敏原检查。我心里想着，其实根本不用检查，我想我的致敏原应该就是"婚姻"吧。

邱老师分析

培君的气喘明显与他对婚姻的恐惧有关。

记得小时候，每当家里停电的时候，我很喜欢玩一个游戏，就是点着蜡烛，做各种手势，借着烛光将影子投射在墙上，形成巨大的黑色狼狗、海鸥、蝴蝶等。我觉得用这个游戏来形容我们被恐惧绑架，非常贴切，那些巨大的阴影其实是由我们自己创造出来的。

每一段不幸福的婚姻，通常不只会影响当事者的人生，往往还会引起其子女对婚姻的不信任和恐惧。孩子幼小的眼睛，只看得见婚姻带来的痛苦，身体和情绪的暴力，种种激烈争吵或冷战，冲突过后母亲的嘤嘤啜泣、父亲的摔门而出……父母因自己的情绪而无法顾及孩子，甚至孩子因此肚子饿了也无人照顾，这些都是孩子内心难以磨灭的阴影，而这些阴影随着孩子长大，不但不会消失，反而会变得硕大无朋。患有恐婚症的人，通常都有这样的童年，他们害怕冲突的怪兽啃噬自己，为了保护自己在两性关系中不受压迫，反而成为强势的压迫者……种种在父母不幸福的婚姻下成长的后遗症，真是不可胜数。

培君深陷在自己创造出来的恐惧里，他不明白，与其让身后那恐惧的怪兽追着跑，不如转过身来面对它。父母婚姻的失败，在我们还小的时候，就如同天要塌下来一般让我们感到绝望。但是，当我们自己成人之后，以成熟的心智来看，就应该可以明白，父母可能是个性不合、价值观有巨大的差异、生活习惯或是性事不协调的两个人，只是因为被传统观念束缚，宁可选择痛苦地勉强在一起，也不愿意离婚。

如果我们愿意勇敢地去面对童年时无法面对的伤口，也许就可以相信现在的自己，不论学历、知识还是见识都比当年的父母强，在两性关系上能够比父母处理得更好，有能力疗愈好自己的伤口。如果真的面对之后，还是无法克服内在的恐惧，也可以寻求专业的帮助，来了解如何自我调整，更应该寻求伴侣的体谅与支持。怎么样都比只躲在恐惧的黑洞里，伤害自己的身体和心灵要强得多啊。

勇敢地走出来，跟我们自己创造出来的名叫“恐惧”的怪兽好好搏斗，我们一定能够将它从身体里彻底铲除的。

择食知识点：

与其被恐惧追着跑，不如转过身来面对它，自我调整或寻求专业帮助。

邱老师饮食建议

气喘通常可分为身因性和心因性两种。

一、身因性的气喘与过敏，食物诱因，细菌性、病毒性感冒或支气管炎有关。

1. 引起气喘的致敏原有：灰尘、绒毛、羽毛类，人体或动物的皮屑，花粉、环境中的尘螨、霉菌等。

2. 容易诱发气喘的食物有：刺激性的食物（辣椒、胡椒、山葵、芥末等）、奶类制品、蛋类制品、坚果类、巧克力、鱼、贝壳类（虾、蟹、蛤蜊等）、西红柿、带绒毛的水果（水蜜桃、猕猴桃、草莓、枇杷等）；另外还有加工食品中的人工色素、香料、防腐剂等。有气喘的人，应该对以上这些食物都严格忌口。

二、心因性的气喘则与剧烈起伏的情绪，如生气、紧张、恐惧等有关。

通常我会建议患有气喘的人，平常除了忌口上述食物之外，还要补充钙质，因为钙质可以使人情绪稳定。

邱老师情绪辅助小工具

催眠是我很推荐的一种疗愈方式，但一定要找有专业执照的催眠师，可不要随便相信自称会催眠的人。

专业的催眠师运用催眠，可以创造出一个内在疗愈的空间，带我们回到造成创伤的源头，让已经长大成熟的自己，去探索在当时的环境下事件发生的原因，或是能够宣泄处理潜藏的压力、冲突等，让我们有机会去拥抱年幼的自己，给予那个受伤的小孩爱与支持。

催眠师会以客观第三者的身份，帮助我们重新面对过去，从而建立现在的自爱、自尊和自信。我自己也曾经进行过这样的治疗，对我有很好的帮助，所以也推荐给各位。

择食知识点：

环境因素也是近年来引发气喘的主要原因，空气质量差，居家环境潮湿、不通风，抽烟或常处于有二手烟的环境中，都对气喘者非常不利，所以需要尽力改善长期身处的环境。

我的择食手记：

补钙的重要性已经多次提及，回顾一下钙质都有哪些作用。

真人实例：害怕跟别人起冲突，凡事冷漠、不在乎

姓名：方记童（男）
年龄：28 岁
职业：销售
调理重点：容易感冒、手脚冰冷、压抑心理创伤导致没有食欲

家暴，对我而言不只是在社会新闻上看到的名词，它是烙在我身上的印记，却不曾在我脑海留下任何的记忆。

知道我小时候被爸爸粗暴地狂揍过，是因为我姐姐不断讲给我听。姐姐每次跟我碰面，都会一边摸着我手臂上的瘢痕掉眼泪，一边告诉我小时候爸爸怎么打我们。她说我手臂上的瘢痕是被爸爸拿拴狗的铁链打到皮开肉绽后留下的，当时她躲在床底下，不敢出来救我，因此她虽然中学毕业后就离家出走，但总是偷偷约我在外头见面，关心我过得好不好。直到爸妈离婚，她才搬回家，但高中毕业后，她就去台北工作，自力更生，再没回过家。

在我的记忆里，只有小时候我很怕爸爸的印象，但对于爸爸怎么打我，我却都不记得。我小学三年级时，爸妈就离婚了。我跟着外婆长大，外婆对我很好，所以我的童年记忆里都是外婆，对爸爸和妈妈没有太深刻的记忆。如果不

是姐姐跟我说这些，我想我根本不会知道我是在“家暴”中长大的小孩。

姐姐总是说我脾气太好，个性太软弱。也许是吧，一个人到底要如何了解自己？我对自己的了解多半来自同事或同学对我的评语，凡是跟我相处过的人，都会说我是情商很高的人，从来不跟别人起冲突。对，我很害怕冲突，所以有灵敏的“嗅觉”，只要“嗅”出对方身上有火药味，我马上懂得怎么闪躲。任何人对我生气，我都懂得怎么安抚他们。

不论发生什么事情，我总会跟自己说：“其实这也没什么大不了的，我根本就不在乎。”催眠自己很有用，最后我真的都可以不在乎。

姐姐问我有没有常常去看妈妈，我说过年的时候会呀。姐姐就会开始诉说她对妈妈的怨恨，怨恨妈妈当年不保护我们之类的。渐渐地，我觉得跟姐姐见面很有负担。

妈妈问过我有没有姐姐的消息，我照实说了，她又问那当年姐姐离家出走后到底住在哪里，我说不知道，我没问过姐姐。妈妈就说我怎么好像事不关己的样子。

我觉得很奇怪，我事不关己，她对自己的女儿又有多关心？她为什么不自己去问女儿？她甚至在姐姐当年离家出走时也没有找过姐姐。现在姐姐自力更生，她也没有去找姐姐，这是做妈妈的样子吗？

但我什么也没说，就让她念叨吧，反正我也不在乎。

工作上，我倒是没有什么太大的问题。我前面说过，我是个很懂得怎么生存的人，尽管很多同事的态度让我很不认同，偷懒的、邀功的、无能的……我通通看在眼里，但是我不在乎。

其实我只有一点点健康上的问题想要问邱老师，是因为邱老师要我把大概的人生过程讲一下，我才讲的，虽然我也不太懂为什么需要我讲这些。我健康上的问题就是手脚冰冷，而且有的时候会胃口很差，所以我一直很瘦，最近又觉得吃不下东西。我有点担心自己继续瘦下去，所以想请教邱老师该怎么调养。谢谢。

邱老师分析

当我们被虐待时，我们会启动自我防卫机制来保护自己，例如压抑自己的感觉，否认问题的存在，将愤怒转移到其他事物或朋友身上，幻想被爱，理想化或假装不在乎，让自己麻木冷漠，不再有任何感觉。（观点出自《家庭会伤人：自我重生的新契机》一书）记童在年幼时受到虐待，他的自我保护机制选择了遗忘，但被虐待的创伤却被压抑内化，造成了他人际关系的疏离，也很容易让他出现饮食失调的情况。

有些人会出现暴食的倾向，而记童则是另一种截然相反的反应——食欲不振。吃，是这个世界上最容易满足的欲望，记童却连吃的欲望都没有了，这也是一种内在压抑创伤后的反应，希望自己变得很渺小，不要被看见，就不会成为被攻击的目标。

如果一直像这样全身包着一层透明塑料膜活着，就永远感受不到别人善意和爱意的温暖美好。我们心中的防卫机制会紧守着我们的伤痛和内在那寂寞受伤的小孩，唯有诚实面对自己的问题，承认自己需要帮助，疗愈的契机才会到来。

祝福记童可以在调理身体的同时，借由均衡饮食找回健康，也能得到打开内心禁锢、与这个世界交流的勇气，只要愿意诚实地面对自己的创伤，康复就会在不远的前方等待你。

邱老师饮食建议

日常生活中，如果长期吃的都是寒性食物、生食以及冰品，蛋白质又常摄取不足或不对，很容易寒热失调转成寒性体质。寒性体质的人常有的症状是手脚冰冷、尿频、容易腹泻或排便不成形。女性的话还常伴随分泌物较多、容易有妇科炎症、痛经等状况。

体质变寒，新陈代谢下降，身体无法快速得到营养，内脏功能变弱，消化变慢，就会容易没有胃口。内脏功能变弱，免疫系统跟着变差，就会很容易感冒或鼻子过敏，喷嚏打不停了。

建议记童忌口寒性食物、生食、冰品以及容易引起鼻子过敏的葱、柑橘类水果（橘子、橙子、柠檬、葡萄柚、柚子）、四季豆，以及蛋类食物和含食品添加剂的零食，这些也有可能是造成他食欲不振、体重过轻的原因。

至于寒性体质如何调整，请参考择食三餐吃法以及姜汁做法。

感冒一般分为三种：

风寒型感冒	
成因	身体流汗，吹风受寒或着凉
症状	打喷嚏、流鼻涕、昏沉、咳嗽
对应方法	姜汁三大匙 +500 毫升热开水 + 一匙低聚果糖或黄糖，稀释后当水喝，一天可以喝两杯。泡澡或泡脚把寒气逼出，注意流汗后不要吹到风，注意保暖

病毒型感冒	
成因	感冒病毒一年至少会变异两次，当身体对变异病毒没有抗体时，只要接触就容易被传染感冒了
症状	眼睛痒、打喷嚏、流鼻涕、咳嗽、肌肉酸痛、筋骨疼痛、发热虚弱
对应方法	病毒不是细菌，用药物一般是杀不死的，只能靠身体产生抗体来对抗病毒，所以争取时间休息非常重要；另外，多泡澡或泡脚让体温升高，病毒的活性会降低。如有发热，切忌冰敷，可泡热水，让毛孔张开散热。身体要产生抗体，营养支持非常重要，可以喝清蔬休养鸡汤，正常清淡饮食。咳嗽没有浓痰时，姜汁可以照喝

肠胃型感冒	
成因	也是病毒型感冒的一种
症状	通常会肚子绞痛、拉肚子，有时伴随呕吐，之后开始咳嗽、肌肉酸痛、发热
对应方法	白米煮粥，喝煮出来的米汤，可帮助止吐止泻。吐泻停止后，第一天吃白粥配点酱油煮海带（煮到软烂）；第二天吃白米饭配水煮蔬菜（非叶菜类）、烫肉片，连吃两天，再开始清淡饮食。特别注意水分的补充。连续拉肚子时，可以将运动饮料和温热开水按照 1 ∶ 1 的比例调匀当水喝，多休息

我的择食手记：

感冒了该怎么食疗？

真人实例：父母不和，不想回家

姓名：易嘉淇（女）
年龄：31岁
职业：HR（人力资源）
调理重点：脂溢性皮炎、胃食管反流

我妈妈四十二岁才生我，现在我父母都已经七十多岁了。小的时候不觉得，现在我却开始很害怕回家。

其实公司规定的上下班时间很正常，我却在办公室能待到多晚就待到多晚，这样我才不用回家去面对两位老人。

我知道这样说很不孝，我只是很诚实地说出我的感觉。父母因为好不容易才有了我，从我小时候起就很宠我，我又是唯一的小孩，自然是要什么他们都会尽量满足我。所以我并不是不爱他们，而是每天在家不是听爸爸唉声叹气说自己老了不中用，就是听妈妈说这里不舒服那里不舒服，让我怎么样心情都很沉重。

自从爸爸退休以后，两位老人不只是各自抱怨身体不舒服，还变得很爱吵架。我妈说她年轻的时候受够了，现在自己也活不了多久了，不想再忍耐，我爸说他受够了我妈的霸道，所以家里的气氛真的很不好。有时我明明上班和同事说说笑笑心情挺好的，一回到家就听见他们吵架。刚开始我还会当和事佬，日子久了，我也觉得很厌倦，所以我开始逃避回家。

我一方面不愿意回家，但真的在外面耗时间，心里又觉得很罪恶，觉得自己真是个不孝顺的女儿。

我有一个交往两年多的男朋友，他的工作非常忙碌，所以能陪我的时间也好少。我最近开始希望结婚，这样我可以名正言顺地搬出去，不用再跟两位老人一起生活。我还是会照顾他们，只求不要天天相处，我心目中理想的状况是一个星期回去看他们几次。我朋友说，嫁出去的话，回娘家父母就一定会很珍惜我，就不会在我面前抱怨这个抱怨那个，所以我开始逼男朋友跟我结婚。

我男朋友说要结婚可以，但是得跟他的父母一起住。我怎么想都不划算，他父母虽然比我父母年轻，但我还不是得伺候他们？结婚谈不成，我就跟男朋友分手了。

其实我真的很爱我男朋友，所以我又回头去找他，跟他说我们不要结婚，但谈恋爱可以，总之我是不会嫁给需要跟父母住的人的，问他接不接受。他也说大家年纪还轻，根本不用急着结婚，就先谈恋爱吧。

朋友都说这种没有未来的恋爱谈了只是浪费青春。我也知道啊，但是跟他分手的那段时间我很痛苦，我不想那么痛苦，只好再回头找他。至于将来，我想不了那么多，等将来到了再说吧。

因为男朋友工作忙碌，我开始常常去他家住。他父母似乎很看不惯未过门的女生住在那里，但也懒得管我们，只是冲我翻白眼，我就装作没看见。我父母年纪大了，也管不动我，我总是编各种理由，比如要去出差之类的，他们也搞不清楚，我因此找到了不用回家住的好方法。

朋友都说我逃避问题，可是不逃避又能怎么样？我可能是遗传我妈，我记得我十几岁的时候，发现我爸有外遇，偷偷告诉我妈，我妈却连听都没听见似的。等到我爸老得外遇不了了，他们最后还不是得到一个白头偕老的结果，所以逃避又有什么不好？就算现在他们俩一天到晚吵架，但至少他们还是有彼此，不是吗？

最近我常常有莫名其妙的心里慌慌的感觉，一慌起来就什么都不能做，工作上常常出错。男朋友也抱怨跟我说话时，我的魂都不在。睡在他家时我总是失眠，胸口像是有块石头堵着。明明不饿，却总是想吃东西。我不知道生了什么病，去医院检查，医生说我胃食管反流，也检查不出什么大问题。我的皮肤也常常脱皮、红痒，还有很多头皮屑，烦死我了，我的身体究竟出了什么问题呀？

邱老师分析

嘉淇因为讨厌家庭中不愉快的气氛而逃避回家，因为讨厌婚后和公婆住在一起而逃避婚姻，未婚居住在男朋友家中，要逃避对方家长的白眼，而总是窝在男朋友的房间看电视、吃零食。

她很不解为什么自己明明不饿却总是想吃东西，其实这就是因为她逃避生活中的所有不满，也逃避思考未来，只是借着食物来填补内心的空虚，因为吃东西是世界上最容易满足的欲望，这正是很多现代人共通的问题。

大部分的“逃避心态”，是由于没有自信能够解决问题。与人发生矛盾或冲突的时候，这种缺乏自信的心理会让人下意识选择回避，不愿意面对和承担，毕竟转身逃跑是最容易的。

假设我们把人分成“winner”（赢家）和“loser”（输家）两种，会发现“winner”通常具有一种特质，就是自信，对所有的事情都有承担和面对的勇气；而“loser”的特质，就是没有自信，逃避面对问题，更没有承担的勇气。“winner”还会有意志力强大的特质，“loser”们则意志力薄弱。

意志力是可以经由练习而培养的：

1. 一个人恐惧的事越少，自信心就越强。不妨每年挑一件自己害怕的事情去克服它，等到你克服了，就会增加内心的自信。

比如说，怕水的人，找教练学游泳，教练会帮助你克服对水的恐惧。当你学会了游泳后，你对自己的能力就会有信心。

2. 忌口的决心。当你一次又一次地拒绝食用让自己身体不舒服的食物后，意志力不就建立起来了吗？

择食知识点：

认真摄取优质蛋白质和淀粉也可以增强意志力。因为心脏变得有力，精神饱满，充满能量后，自然也就有了面对问题的力量。

我鼓励嘉淇相信自己：你绝对有能力去化解父母的不和，也绝对有能力去思考现在的恋情到底是不是适合你。所有的能力都是需要不断去做、去学习，才能够培养出来的，越不用就越没有用，所以将来就算跟公婆住，也要相信自己有能力去跟他们相处。所有我们不肯面对而转身逃跑的问题，会像幽魂一样在我们身后追着我们，现在不面对，这个幽魂会被越养越大，最后还是要付出代价的。邱老师可是过来人哟，所以我相信你一定做得到。

邱老师饮食建议

一、脂溢性皮炎患者需要进行的饮食调整：

脂溢性皮炎一般被认为是很难缠的皮肤问题，因为它总是反复发作，很难根治。我碰到过一个病例，她说看皮肤科都已经看到快变成 VVIP（重要贵宾）了，却总在以为治疗有效、皮肤状况有好转后，没多久又死灰复燃，再度发作，究竟为什么呢？答案……哈哈，没错，不是我要“又来了”，吃不对食物对我们健康的影响，真的是超乎想象啊。

患有脂溢性皮炎的人，一定要忌口以下的食物：

蛋类制品
鸡蛋、鹌鹑蛋、鸭蛋、皮蛋、咸蛋、铁蛋、蛋糕、蛋卷、蛋饼、泡芙、布丁、茶碗蒸、美奶滋、铜锣烧、牛轧糖、蛋黄酥、蛋蜜汁、凤梨酥及其他含蛋的饼干、面包等西点类、捞面、黄色拉面、意大利千层面等

奶类制品
牛奶、调味乳、酸奶相关产品、干酪、冰激凌、炼乳、高蛋白牛奶制品、乳清蛋白等

上肝火食物	
烹调方式	以高温油炸、高温烧烤、高温爆炒方式烹调的食物

美食	沙茶、咖喱、红葱头、红葱酥、麻油、姜母鸭、麻油鸡、羊肉炉、药炖排骨
高温烘焙的坚果	芝麻、花生、杏仁、核桃、开心果、南瓜子、葵花子、蚕豆、腰果、松子、夏威夷果仁、含花生的米浆等
水果	荔枝、龙眼、榴梿、樱桃等
饮品	咖啡、市售黑糖姜母茶等

寒性食物	
蔬菜	大白菜、小白菜、大黄瓜、小黄瓜、苦瓜、丝瓜、葫芦、冬瓜、芥菜（包括雪里蕻）、地瓜叶、白萝卜、秋葵、苜蓿芽
美食	生菜沙拉、生鱼片等生食及冰品

其他
反式脂肪酸
用回锅油制作的食物，如薯条、盐酥鸡、油条、炸鸡等
刺激性的食物、烟、酒等

以上这些食物都有可能引发脂溢性皮炎或让状况更严重。同时记住，不要熬夜。

二、胃食管反流的原因有很多，但基本可以照以下方法去缓解：

1. 忌口上肝火的食物。

2. 不熬夜，忌烟、酒，保持情绪平稳。

3. 忌口容易刺激胃发炎的食物。包括：奶类制品、糯米制品、五谷杂粮（含黄豆制品）、竹笋类制品、甜食及发酵类食品（蛋糕、面包、饼干、包子、馒头等）。

4. 饭后一小时内不要喝汤、喝水，避免冲淡胃酸，反而制造更多胃酸。

5. 刚吃完饭不要趴着或躺着，以免导致胃酸反流。

我的择食手记：

养胃，要注意哪些生活细节？

后记

不知道人生出口在哪里的时候，调养身体吧

咨询多年，刚开始我只是把自己实践多年的养生方法分享给有需要的朋友，但我很快发现，如果只是单纯地调养身体，那些病例的病情很容易出现起伏反转的状况，明明这次见面已经大幅好转，下次碰面时又惨兮兮地旧疾复萌。

深入追究原因，我才发现原来这跟情绪的剧烈起伏有关。所以我在咨询中加入了关于情绪对身体影响的观察和思考，在给予建议时，我以情绪分析和食疗双管齐下的方法调整，果然对咨询者有很大的帮助，反复反转的状况也越来越少。

我不是神，也不是圣人，所有人会经历的痛苦、伤害、茫然，或各种让自己不舒服的情绪，我通通都有。正因为如此，多年来我努力了解自己的内在，努力钻研各种与健康有关的知识，努力拿自己当白鼠做实验才换来这些心得，让我很幸运地能够给予别人帮助。

我深知心理问题对身体健康的影响。那些曾经受过的心灵伤害很多时候不

能痊愈，因为太多人只是深深隐藏，隐藏到连自己都遗忘。如果今天你被刀子切到，血流如注，你一定会去找医生治疗，因为我们大概还有基本的常识，知道这样深的伤口需要经过消毒、擦药、缝针、包扎等过程，然后等换药、拆线、继续擦药之后，才会痊愈。也许会有瘢痕，瘢痕随着时间淡化，就算还看得到，也不会再疼，也不让你继续痛苦，伤口这才算好了。若是不去处理这个伤口，任由它发炎、红肿、化脓，它只会日渐溃烂，若是一直拖延治疗它的时间，严重的话肌肉组织坏死，最后还可能要截肢。

心灵上的伤口也是这样的，它有可能让一个人产生种种身体无法承受的情绪，如果不去面对，这些情绪有可能成为健康最大的不定时炸弹。但是人们却忽视心灵上的伤口，如鸵鸟般把头埋进沙里，就以为伤口不存在。

如同我在前面很多案例中提到的一样，所有我们害怕面对的痛苦，都是越早治疗好得越快，拖久了，伤口会变成大黑洞，让你的人生充满自己也解不开的痛苦之谜，这样要付出的代价一定会更大的。

从小我就觉得自己跟这个世界格格不入，直到二十岁，我意识到自己不快乐的原因是内在的创伤，我开始从书籍中寻找疗愈之道。一本又一本的书中，总有能引起我共鸣的观点，让我反刍深思，观照自身。多年下来，我的心得其实很简单：人活着觉得不快乐的原因，不过是自我感觉受损罢了，譬如觉得没面子、伤害自尊、利益被损害等，这些伤害都跟“自我”有关，我们对自己的看法，决定了自己的命运。

自我感觉较差的人，习惯用悲观的眼光看待所有的人、事、物，即使有好的事发生，也会担心有不测随之而来。自我感觉好的人，就算在不好的境遇里，也觉得只要活着，就会有机会、有希望。

如果想要把这个“自我”不够好的部分砍掉重练，会很难吗？如何从一个总是觉得自己不够好，而不断谴责自己、要求自己要更好的人，转换心态变成肯定自己，甚至在逆境中找乐子的人呢？

先从诚实面对自己开始。万事开头难，不要以为诚实面对自己很容易，那些你一直以来为了保护自己而竖起的防卫城墙，要一层一层地拆掉，才能看见被关在里面的人到底是什么样子。

诚实面对自己的第一步，是要了解我们的内在创伤是如何形成的。看看以下的选项，你是否有相同的状况：

1. 控制。使人觉得有力量、安全、对事物可以预测。

2. 完美主义。永远要把一切事物做得正确而完美，借着比他人优越来掩饰自己的自卑、羞愧。

3. 指责。当事情出错或结果不理想时，责怪自己或指责别人，均是排解羞愧感的方法。

4. 否定自由。不容许负面的感受和不理想的欲望，因而限制了自由的心灵。

5. 不准表达。对身处其中的恶劣环境，必须缄默不语，不准表达真实的心思意念。

6. 虚构事物，掩饰真相。要求个人永远只看事情的光明面，要粉饰太平、佯作幸福，隔绝任何负面的感受。

7. 不断有问题产生。和家人平时看似融洽，但很容易突然因为一个状况开始争吵。

8. 不信赖别人。不期待可靠的人际关系，也不相信别人。幻想可以自给自足、自依自靠，以掩饰内心的匮乏不足。

以上这些选项，是否戳中你的要害?

我列出的这八项心态，正是"病态家庭"的共通之处。

当年，初接触《家庭会伤人：自我重生的新契机》一书的时候，我内心深受震撼。一直以来我都认为每个家庭都是吵吵闹闹的，不都说家家有本难念的经吗？从来没有想到，原来我的某些负面人格，就是源自家庭的创伤。

因为这本书的启发，我开始探寻自我疗愈的可能，学习接受不完美的自己，与自己的缺点和平共处。其实每个人都有追求幸福快乐的本能，如果你每天躺下去要三四个小时才能睡着，隔三岔五头痛欲裂，或者脸上长黑斑、长针眼，连续五天便秘……由于种种身体上的痛苦，就算遇见心灵疗愈界的天王，你大概也没那个心情听他开导。反之，如果你每天睁开眼都精神饱满，睡得饱、吃得香、拉得好……容光焕发得很，那么就算出门踩到狗屎，你大概也觉得是要发财的征兆。

所以如果觉得人生跌到谷底，不知道哪里是出口的话，我的经验之谈是：调养身体吧！在认真调养身体的过程中，不适合自己的食物坚持拒绝吃，就像是丢掉人生的坏习惯。认真吃三餐，摄取身体需要的营养，不熬夜，就像让自己重生一样学习呵护自己、爱自己，身体给你的回报肯定不会让你失望。当你实际走过择食的四个时期——黄金期、细胞修复期、免疫系统提升期、旧伤修复期，你就会发现——人生不也是这样吗？

这四个时期会不断地循环，但不一定会按照顺序，而是会根据身体的状况做出调整。开始择食之后，会先有一段黄金期；身体储备足够的能量之后，就可能会迎来一段细胞修复期；细胞修复期后，因为老旧细胞死去，身体开始补充能量，可能会再有一段跃进的黄金期；储备了足够的能量，就可能迎来旧伤修复期的短暂不适。但只要我们清楚这些都只是过程，就可以在快乐时尽情享受，低潮时沉潜、学习，等待下一段黄金期，不是吗？

在我出书后，有一段时间我觉得自己陷入身心的困顿，所以我千里迢迢从台湾到成都，再从成都到峨眉山，只是为了让耗损的身心放个小假，接灵气补心神。我自小就是个孤僻、喜欢独处的人，自从出书以后，完全属于我的个人时间严重流失，每天总是电话、微信、脸书、微博，不断有人来问问题、约咨询……我也只是一个人，承担不了那么多的苦痛、病难，渐渐觉得累了，倦了，对人的耐性少了……心里又批判自己，为什么让别人失望？在这样身心皆苦的状态下，我去了峨眉山，希望远离原本的生活状态，求得一些清静。第一天在报国寺听完师父说法，我把困扰我心境的事情问了师父，师父给我说了一个故事：

有一天，一位修行的佛门弟子问师父："为什么我的烦恼如同杂草一般，永远清除不干净，总是此消彼长，修行真的对我有帮助吗？"师父说："我也不知道修行对你是否有帮助，但既然你觉得烦恼像旷野里长满的杂草，我们就来看看要如何除掉这些杂草吧。"说完，师父将寺庙里的土地分成一块一块，每个弟子负责除掉一块田地的杂草，师父自己也负责一块。然后师父说："一年之后我们来验收吧，看看谁可以把杂草除尽。"

众弟子非常惊愕于师父的做法，但也就各自出尽法宝，有的只用铲子，有的用火烧，有的撒上石灰……一年之后，大家验收成果，每一个弟子的田地都还是长着杂草，唯有师父的那块却长满了稻子。

故事讲到这里，师父看着我说："专注于种稻子，杂草就没有空间长出来了。"我听得泪流满面，师父启发了我，从此以后，我只要专注于我想做的事情，那些外在的干扰，便不会再分散我的注意力。

与师父谈完已是月上枝头，峨眉夜月对应我苦累渐散的心境，一片清寂。第二天，开车的师傅从峨眉山山脚直接驱车上海拔三千一百米左右的峨眉金顶，从山脚的阴中偶晴，到前行皆雨，然后云雾弥漫，能见度不到十米，同行的朋友们开始打起盹来，我却舍不得眼前的山林灵秀，在车子单调摇晃的节奏中，努力跟睡神对抗。而老天也不负我的坚持，雪珠慢慢地飘了下来，越往高处，雪下得越发大了，我终于见到期待中的峨眉飞雪！开车的师傅停车让人将车上了雪链，才能继续前行。雪大、雾蒙、路上结冰，突然车子打滑，往路边的护栏直直冲去，望着护栏外的悬崖，我的脑中一片空白，幸好在撞上护栏前车子停住了！生死关头反而解放了我的纠结，我想跟大家分享这个感受。人的一辈子，你的苦乐悲痛都只能自己承担。我由我身体的病苦出发，寻求养生之道，最终整合出择食这个方法。出书分享择食这个理念，不是为了名利，仅仅是因为我一个人做不了那么多咨询，把择食理念系统化出书，能让大家有明确的方法可循，照书做就可以得到效果。恳请需要也想要择食的朋友认真照书做，不要迷信一定要找邱老师本人，你的身体才会健康。从现在开始，让我们对自己的健康和生命负责任，养生路上我们一起前行，好吗？

祝福大家身心皆自在，你所站的地方就是天堂！

择食同学心得分享

择食同学朱时好

接触择食之前的我，是个有苦肚里吞的好好小姐。朋友有事相求，我绝对不敢说“不”；同事丢烂摊子来，我不敢说“不”，所以我理所当然地会把气撒在最爱我的家人身上，每天都过得不开心。那时的我不开心就大吃、熬夜看电影、约朋友唱歌喝酒，仗着自己年轻，宿醉半天就恢复了，只是身体也搞到一团糟，而且是非常水肿的那种胖，搞得我在花样年华就是老奶奶的体态，持续乱吃，阴虚火旺，无明火，整个人丧失了三十岁应有的朝气。

我接触到择食后，觉得太夸张……食物可以影响心情？我半信半疑地照着做（而且不是严格照着做）之后，发现皮肤变好了，无明火消失了，重点是该生气的时候一定会生气，而不是隐忍在内心气到自己吐血也没人发现。（邱老师说这是因为摄取了足够的优质蛋白质，心脏变强了！）当然一开始跟周遭的朋友家人一定会有磨合期。

有人质疑我为什么脾气变差了，因为以前我可以容忍你的荒唐，现在我认为容忍你才是我荒唐！有人质疑我变得孤僻不爱聚会了，因为我宁愿多花点时间与自己相处，也不要戴个面具出门到处傻笑。更有人认为我加入邪教，把邱老师奉为圭臬，对，如果一个凡人能让我从老奶奶变成妩媚人妻，不需要开刀，不需要饿肚子，不需要花钱，我叫她妈妈跟她姓都可以！

唉……讲正经的，很幸运有机会认识邱老师。邱老师说话的语气温柔却透露着坚毅，脸上也许没有太多表情，但就是几句话能戳中你内心遗忘几千年的哭点，我真的很感谢邱老师在身心方面对我的帮助。在此我要谢谢邱老师这位我心目中百分之百的“必取”女王[1]，因为你让我更了解自己、面对自己、重视自己！

我——也——要——当——快——乐——的——必——取！！！

[1] 指电视剧《必娶女人》中的主角。

择食同学陈慧玫

我曾经是个药罐子，最夸张的是半年内可以反复得三四次重感冒，每次都喉咙疼痛，快速沙哑到完全失声，最后是日咳加夜咳折磨。我娘每次见到我又感冒，总是泡热茶给我并说：“唉，你就是没抵抗力啦！”这只让我心情更低落，我羡慕极了那些几乎从不感冒生病的人啊！

四年前的三月份，我手捧着邱老师的《吃到自然瘦》一书，两周内拜读了三遍！我从没这么认真地看过一本书呢！它完全颠覆了我对健康观念的自以为是，我与家人的饮食习惯和生活作息，非常切合《吃到自然瘦》一书中各个案例的饮食作息与不适症状呢！而更吸引我的，是书中处处可见的“情绪管理”观念！邱老师要我们停止把自己的身体当仆人使用，而改为学习把它当情人来照顾，因为身体的不舒服会造成情绪问题，影响面对事情的态度，“而这些比较负面的反应和态度，会再制造出更多的情绪困扰，这些情绪困扰反过来再影响身体，变为一种身体与情绪相互交错的负面影响，造成身体状态每况愈下的恶性循环”（引用自《吃到自然瘦》），所以我在带着家人走上选择食物、认真忌口这条路之外，也花了不少心力注意自己情绪压抑或长期困扰的问题，并极力避免长期熬夜。

在认真择食，摄取优质蛋白质与淀粉后，我心脏比较有力了（而且不嘴馋），对自己的身体也有了全新的认识，原来我也可以一颗西药都不吃！就这样，邱老师神奇地重建了我对自己身体健康的自信心！（感激涕零！）接着我把握机会去上择食 VIP（贵宾）课程，也参加了几场邱老师的“择食读书会”，邱老师说：“有情绪要说出来，有理要说清楚，不可以懒得说，会长瘤得癌症！”并且老师强调，态度改变，事情的发展也会跟着改变，放过自己，这个世界就会放过你；不放过自己，则最大的敌人就是自己。每天做一件对自己好的事！

就这样，我开始了一场身心灵的大革命。好朋友力劝我不要误入歧途，什么都吃才最健康，我就坚持带着便当陪好朋友吃香拌意面，我们仍是好朋友；好同事力劝我人生苦短，享受美食、恣意品尝冰品甜点才是有品位的人生，我就建议我可以自己吃饱了，再去喝茶陪大家享受美食畅聊，若不被接受也不勉强，别人可以不顾我的健康，我可必须爱自己啊。

这几年来，跟着邱老师学习与实践择食，我几次都被稳稳准准地戳进自己不愿面对或不敢碰触的内心黑暗角落。从情绪有了出口，到正视并能肯定自己的优点，我终于渐渐放下了恐惧、担忧与自卑，心灵受到了抚慰，看见了越来越独立的自己，也明辨了是非！原来好好爱自己就是对自己温柔；对自己温柔，是不再让自己去接受别人自私的对待。人要坚强地去走对的路，而不用被动地去等别人改变或了解我们，因为我们只要把自己打理好，自然就会有好的生活。不抱怨的生活不再是我一直追寻不到的理想了。

择食同学王莉

我第一次见到邱老师的时候，她对我说："你心脏无力哟。"我吃惊地说："邱老师，您是怎么一眼看出来的？"她告诉我，我坐上车，在很放松的状态下会含胸，这就是心脏无力的人一种很典型的外表特征。因为从动物本能来说，动物都会下意识地保护自己比较弱的器官，所以当人的心脏比较弱的时候，人体也会下意识地保护心脏，就会含胸啦。

"那有什么办法能让我的心脏变强大吗，邱老师？"我马上问。邱老师告诉我，最快的方法是吃羊肉。我说我已经忌口羊肉好几年了。"为什么呢？羊肉是能最快补充气血的肉类啊！"她问。"我怕会长痘痘啦，邱老师。"我从小体弱，加之成年后的学习、工作压力，以致内分泌失调，多年贫血，出现过两次很严重的脸上爆痘现象，后来经过中医针灸调理改善了。但为了远离痘痘，我常年忌口牛羊肉、海鲜、生冷食物及辛辣食物，不喝任何饮料。

邱老师告诉我：只要忌口蛋、奶类这些容易造成毛囊炎的食物就不太会长痘啦。羊肉本身是温的，吃羊肉并不会长痘痘，只是现在羊肉菜式大多采用高温爆炒、高温烧烤、煎炸等容易上火的烹调方式，还会用到各种容易上火的香辛料，而烤羊肉串、羊肉炉、涮火锅、葱爆羊肉等这些所谓的美味更是硬生生把羊肉变成容易上火的食物！其实只要我们用对的方式来烹调羊肉，它不仅不会导致上火，还能很快地帮助我们补充气血。

我身体偏虚弱，工作节奏一加快，就容易乏力、爆痘，根据这些情况，邱老师建议我：

开始吃肉，因为优质蛋白质和淀粉是身体脏器维持日常运转不可缺少的两样元素。

每天早上先喝温姜汁打底，再开始全天饮食，帮助我改善会让人懒洋洋的寒性体质。

减少蔬菜、水果的摄入量。因为这些东西偏寒，少吃一点，可以改善气血循环慢的问题。

忌口会让人上肝火的香辛料、高温烘焙的坚果种子类食物，还有荔枝、龙眼、榴梿、樱桃等水果，以及会造成青春痘和粉刺的蛋、奶、黄豆制品。

我按照邱老师的建议坚持了半年，早起喝姜汁，每天认真摄取身体需要的优质蛋白质，蔬菜、水果的摄入量不超过人体每天所需，下午四点后不吃叶菜和水果。虽然还没有达到严格择食的标准，但我已经感觉到人比以前有力气，皮肤比以前紧实了，而且有了发亮的感觉。

邱老师说，如果我坚持择食，并且在饮食中加入红豆茯苓莲子汤，会对皮肤美白以及我一直想解决的下半身较胖的问题起到更好的效果。

择食同学张家芳

从小因为身材被取笑到大的我，毫无自信可言。

为了瘦，还是小学生的我，就自作主张每天只喝一杯果汁，家里有什么水果，就自己现打来喝，大多数时候是苹果汁，我就这样一天只喝一杯果汁，持续了两个月，我的体重从六十一千克降到四十九千克，我开心极了。

但是，当我停止了这项减肥计划后，短短一年左右，我就开始复胖，不只回到从前的六十一千克，并且停不下来地直攀七十八千克。

我再次陷入自信垮台、不停地追求减肥的悲惨人生，从那个时候开始，我的人生就在不断地减肥、复胖中度过，每一次的失败，都更加深了减肥在我生命中的重要性，也更加深了我讨厌自己的程度。

为了减肥，我用上所有的资源，其中最惨痛的代价，就是健康。还是学生的时候，我就曾经把所有的零用钱、压岁钱都存起来，好去买各种瘦身餐或瘦身用品。但是，对我来说这只是一连串挨饿的记忆，流失的体重也顶多就是排水造成的而已，减肥失败成为我生活中的常态。

断食法、网络流传的各式减肥餐、排毒餐、减肥药、泻药等，只要你听过的我都试过。一次又一次的减肥失败，让我的心理状态失衡到极点。

除此之外，我的身体在我长期的减肥下，也被我糟蹋得体无完肤。其中，最严重的症状就是失眠。过去，我每天凌晨两点就会醒来，然后就再也睡不着了。偶尔看看电视忙东忙西，累了就会再睡着，但是多半的时候，就是睁着双眼到天亮。只是，我白天需要做的事情也不少，一般人可能因为疲累倒头就睡，但是我再怎么累就是睡不着。

每天只睡两个小时，加上各方的压力，以及被我搞坏的身体，我去年一度内分泌失调，不到三个月的时间，胖了十千克。再加上我患有地中海贫血，以及经常莫名恐慌，曾经有一位医生这么告诉我："你再不好好爱惜你的身体，接下来你就要洗肾了。"

在苦无出路之际，我发现了《吃到自然瘦》这本书。我被邱老师所陈述的观念深深地打动。如果瘦身的同时，可以像书中的案例一样，也有快乐的心情、超好的气色，还有健康的身体，那该有多好。

于是我开始按照邱老师书里的方法，自己动手煮鸡汤、红豆茯苓莲子汤，保证每餐都有肉有菜有主食。

这对长期减肥的我来说，是不可思议的，这样吃不但营养均衡，而且一点都不会饿。偶尔晚上肚子饿，我多吃一个馒头或是多吃一碗白饭，竟然也都没有变胖。

对我来说，更重要的是，靠这样吃来减肥，不必把食物过水去油、不必算热量，只要挑选好适合自己的食物就可以了，让我减轻了不少压力。

另外，最重要的忌口功课，也让我身上产生了微妙的变化。开始不吃蛋之后，我原本有的湿疹、疱疹、富贵手，以及小腿皮肤总是有一粒一粒红疹的状况，三个月内就都消失不见。

我比较需要努力戒掉的是甜食，吃这些是我过去抚平自己情绪的重要发泄方式，在执行邱老师的择食方法期间，经过了中秋节，以及三个朋友的生日，我一口甜食都没有吃进身体里。中秋节时，是我负责烤肉，我也一口都没吃。

忌口很辛苦吗？对我来说，对自己的身体好的食物，我才愿意吃。如果就因为喜欢或是不想被朋友质疑而吃，反而对自己的身体造成负担，那不是太划不来了吗？一想到这里，忌口就一点也不辛苦了，还是一种爱自己的方式呢。

而且最重要的是，我的睡眠明显地改善了，我现在可以一次睡五六个小时，当我睁开眼睛看着时钟，不再是凌晨两点，而是清晨五点的时候，我真的好开心。

除此之外，手脚冰冷的状况向来很严重的我，现在完全没有这个问题了。困扰我的偏头痛，也在三个月内消失无踪，而且这三个月还是冬天。

大家都惊讶于我的气色和精神变得这么好，这是当然的啊！因为过去总是折磨自己身体的我，开始善待身体，而我的身体也给了我很大的回报，我自己根本都没有发现，过去总是面无表情的我，现在自然地把笑容挂在脸上。自信慢慢地回来了。我希望分享自己的经历给所有想要瘦身、想要漂亮的女孩，如果我都可以做到，我相信没有人是做不到的，让我们一起加油！

择食同学袁女士

择食，低谷中遇见的阳光

我通过演员孙俪的微博推荐，得知邱老师有一本书叫《瘦孕》，买回来看了以后，觉得很好，又搜集了邱老师在台湾地区出版的《心灵择食》《邱锦伶的瘦身课堂——择食（二）》《男人腰瘦，女人性福》这三本书。我受到了极大的鼓舞，立马执行起来。我甚至只看了几页书，就开始做了！

我后来才发觉自己和择食的缘分真的很深，我和邱老师的生日竟然是同一天！

我起初体重基数大，情绪状态也不好，还有子宫腺肌病等问题，看医生、吃药也没有治好。择食就像是我低谷时期的一束光一样，我遇见了、抓住了，身体和状态开始慢慢变好。

一开始，家里人是不太支持我择食的，但是我择食一个月后，就瘦了五千克，面色也变得红润，有光泽，精神饱满，家人也开始支持我择食了。

严格忌口，带来惊喜的改变

我开始择食时，非常严格地忌口，不适合身体的食物完全不吃，效果非常显著。我择食三个月到半年，就稳定瘦下来了十千克。孕期体重增长了十点五千克，生完一个月，体重就恢复到怀孕之前的数值了。

现在再回想，刚开始择食的时候，真的健康快乐充满能量，太怀念那个状态了。

我最开始买到的择食书，是没有体质自测表的，那时也没有微信群、微博什么的，我都是自己摸着石头过河。忌口到后来，身体都会直接给出反馈，吃进去什么东西，身体就会有什么反应，比如腹泻、恶心或者胀气，我就再增加忌口的范围。

子宫纤维瘤、子宫腺肌病，择食后顺利怀孕

我和老公去三甲医院检查，我俩一个不孕，一个不育，我老公的检查结果是精子成活率很低。

我之前得过子宫腺肌病，腹痛难忍，肠痉挛。择食之后，肠痉挛缓解很多，可见忌口的效果明显。

我怀孕的时候，医生非常吃惊，反复问我是自己怀上的吗，甚至直呼简直是奇迹，说这个宝宝是上天赐给我的，让我好好珍惜。这个时候我就很想问医生：你知道择食吗？

我在医院的时候，看到那些去看不孕的女孩，心里很难过。看到她们走出诊室后绝望地哭泣，我真想也帮帮她们。如果她们也能接触到择食，认真地通过饮食调理身体，她们也可以像我一样幸运。

我朋友前些年就做过试管婴儿，满肚子都是针孔，苦不堪言。所以，当医院强烈建议我做试管婴儿时，我拒绝了，打算试一试让老公也跟我一起择食。

很惊喜的是，他只喝了一两个月的鸡汤，我就怀孕了。除了鸡汤，他平时饮食和我差不多，基本上也算是跟着我择食了。

我怀孕的时候，已经择食两年多了，通过两年的调理，我的体质已经有了很大好转，这也是我能够顺利怀孕的基础吧。

择食不只自己受益，家人、闺密也都受益匪浅

我刚开始择食的时候，家人是不支持的态度，觉得我乱吃会吃出问题。但是严格择食一个月左右，我就有了明显的改变，瘦了五千克、气色变好、精神状态饱满，家人朋友看到也纷纷感到惊奇。

我老公看到了我身上发生的变化，这也是他能够信任择食的基础。

目前家人朋友在我的影响下，也都在择食，我身边的闺密跟着我一直在择食，养好了多年的湿疹，皮肤白皙了很多，面色红润。

同样受益于备孕期和孕期的认真择食，我家宝宝体质很好，没有服用或静脉注射过抗生素，偶尔得小感冒吃过一点中药，一直比较健康快乐。

抑郁十多年，择食之后，内心更加平静安稳

我在择食之前，抑郁状态持续十几年了，那时我其实能感觉到自己吃东西有问题，像是一种贪婪，根本不是身体需要，我觉得这一定和心理、情绪有关，但那时候没有头绪，也没有解决办法。我也尝试过瑜伽，但它只能让我筋骨强健，却不能解决我根本的问题。

择食之后的那几年，我的抑郁状态几乎不见了，我变得活泼好动，内心更加平静安稳。

我后来购买了邱老师的所有视频课，尤其是讲情绪的那部分课程，每每焦虑，就拿出来听一遍。

开始择食后，我才知道之前的抑郁困扰，和自己的日常饮食脱不开关系。再反观之前的饮食，我发现自己吃进来的上火食物和寒性食物非常多，饮食偏油腻重口，所以后来择食，这些食物我就会严格忌口。

择食期间，我也在吃营养补充剂，比如辅酶 Q10、钙片、海豹油。尤其是沙棘籽油凝胶糖果，我基本上都是在情绪不好的情况下、免疫力极低的时候，吃它来“续命”，这样至少能够让我的身体维持日常生活所需，非常非常好。

我女儿感染新冠病毒以后，嗓子痛、咳嗽，主动向我要沙棘籽油凝胶糖果吃。她真的是非常聪明，知道吃了它会舒服一点。

择食的魅力——当你尝试过，你就知道它的好处

教会我择食的邱老师几乎给了我第二次生命，她让我多病的身体体会到了什么是健康舒适的感觉，教会了我怎么吃饭，怎么爱自己。

我现在也理解了邱老师说的，其实刚开始择食的人，才是最容易坚持的。

我仍然相信，当身体感受到健康舒适时，你对身体的觉察力会大幅度提升，身体就会提醒你，或者你心里会非常清楚，什么是适合自己的，什么是当下不适合吃的。

择食的魅力就在于此，当你尝试过，你就知道它的好处。

在此给新加入择食家庭的姐妹们一个衷心的建议：好好看书，认真记住邱老师的话，认真执行，想要的都会得到。

择食同学刘女士

原生家庭带来的内心冲突

我从一出生就被父母送到姥姥家，直到上学的年纪才被父母接回。虽然和父母住在一起，但父母对我来说依然是陌生的，“爸爸妈妈”这样平常的称呼对我来说难以启齿，而我这个刚刚回归家庭的孩子对父母来说也是陌生的。

可能是我的性格习惯已经在姥姥家养成，和母亲的养育方式格格不入，所以母亲会因为我一句平常的话就打骂我，也常对我用冷暴力。当时我一受委屈就往姥姥家跑，找地方躲起来，但最终还是会被母亲带回去。当时我唯一的目标就是上高中，上了高中就能离开家，离开母亲。

想改变却收效甚微

经过努力，我考上了当地最好的高中，且顺利进入大学。大学时期我总感觉自己胖，开始有意识地锻炼身体，每天傍晚去操场跑步，但没有坚持下来。到了研究生阶段，我开始作息不规律，白天睡觉，晚上熬夜。工作后，我事务繁忙，压力巨大，一到夏天就不吃晚饭，只吃西瓜，以为这样可以减肥，偶尔跟着健身软件做一些运动，或者去公园快走。身形确实有变化，但收效甚微，且不可持续。

尝试择食，从基础开始

二〇一九年七月，我买了旧版《心灵择食》《吃到自然瘦》，直到二〇二一年七月才下决心开始系统实践。开始我只是偶尔做姜汁，早晨起床后喝一杯，但已经隐约感觉到自己身体变暖了，上午的精神状态也跟着变好了。

二〇二一年七月二十七日，我记得那是上海的梅雨季，一连十几天都在下雨，中午我撑着伞，拿着邱老师的方子，去药店抓了做四款鸡汤所需的药材。我现在对这些药材已经再熟悉不过，但那时，这些药材我都是第一次见。

我现在仍然记得当初从药店走出来时的感受：有些不确定，更有些兴奋，开始期待自己身体的变化。

认真择食，为整个孕期保驾护航

二〇二二年春天，我突然有了要小孩的想法，很快就怀孕了。

按照邱老师的要求，怀孕后优质蛋白质的摄入量要增加，所以我每天开始吃更多的肉。

我从小是不吃羊肉的，但为了健康，我开始尝试吃羊肉（山羊肉要比绵羊肉好入口很多，清水煮的反而比炒的好吃）。可能是由于肉的摄入量突然增加，身体也进入调整期，消失了很久的便秘又回来了，大约一周后才缓解。

邱老师在《吃到自然瘦》里写到择食分为四个阶段：黄金期、细胞修复期、免疫系统提升期、旧伤修复期，所以此时我对这样的身体反应已经有了心理准备。

我按照邱老师的方法饮食，整个孕期即使没有刻意控制体重，体重也增长得非常缓慢，怀孕七个月的时候，体重比孕前增加了四千克，除了肚子变大，其他部位没有任何水肿膨胀，四肢反而更加紧致纤细。同事都非常惊讶，说从来没见过这样的孕妇。

由于体形保持得很好，怀孕期间我只买了两条孕妇牛仔裤，怀孕之前买的瑜伽裤一直到生产时都还在穿，整个人一直是轻盈灵活的，比怀孕前还有活力，以至同事经常提醒我走慢点。

二〇二二年春节前夕，宝宝出生了。宝宝生下来就有一头浓密的黑发，被微信群里的妈妈们称为“发量王者”。

宝宝非常健康，出生时体重不到三千克，护士给宝宝洗澡时说体重虽然不重，但看起来还挺胖，力气很大。宝宝作息也很规律，从出生起，晚上就可以睡五六个小时，不会无端哭闹，很让人省心。

就像邱老师说的：“作为家长，保持身心健康的好状态，也能更好地陪伴宝宝成长，认真择食，让宝宝在健康这方面一路坦途。”

坚持择食，体质变好，受益良多

择食前我大约一周大便一次，择食后逐渐变为几天一次再到一天一次，最多两天一次，排便时间也相对固定了，从有便意到上完厕所，间隔很短，不像之前需要在马桶上坐很久。择食前，我的大便量少、黏腻、颜色深，导致马桶经常冲不干净，后来变成颗粒状，到现在已经基本是正常形状了。

而且我的免疫力也提高了。印象中，择食后我就感冒过两三次。怀孕前有一次风寒感冒发热流鼻涕，我按照邱老师的方法，喝姜汁、喝鸡汤、泡脚，很快就好了。孕晚期我感染了新冠病毒，发热到 38 摄氏度以上，我按照邱老师教的应对病毒性感冒的方法，没有吃药，三天就扛过去了。

择食后，我的肠胃变得异常灵敏。有两次吃到不对的食物（没有炒熟的花椰菜、油腻的腊肠），不到半小时，我就开始头痛、腹痛，然后开始剧烈呕吐，吐出来马上就好了。记得有一次我吃了牛肉，第二天嘴里就长了溃疡，后来我就再也没有吃过牛肉。

择食后短时间内，我的体形没有发生太大变化。怀孕后我增加了蛋白质摄入量，皮肤开始越来越紧致。记得剖宫产手术时，医生说我的肚子很紧，整个孕期没有长一点妊娠纹，完全没有水肿。生完小孩，我的体重比怀孕前还要轻，四肢更瘦了。

择食治愈了我的内心，不惧压力，勇敢乐观

坚持择食对我来说最重要的收获是内心变得勇敢了。

运行良好、代谢正常的身体必然会让内心更加强大乐观，意志更加坚韧不拔，对未来也会有更多的信心。

我的宝宝是第 38 周出生的，我带着肚子里的宝宝工作到第 37 周，第 38 周在线上继续办公，在医院待产时还在用手机处理工作。虽然工作压力很大，每天都会面临棘手的问题，但我想给宝宝做个榜样，让宝宝和我一起面对挑战，克服困难，长大后成为一个勇敢的孩子。

图书在版编目（CIP）数据

心灵择食 / 邱锦伶著 .-- 长沙：湖南科学技术出版社，2017. 4（2023.12 重印）
ISBN 978-7-5357-9207-5

Ⅰ. ①心… Ⅱ. ①邱… Ⅲ. ①情绪－自我控制－食物疗法 Ⅳ. ① R247.1

中国版本图书馆 CIP 数据核字（2017）第 032695 号

上架建议：健康 · 养生

XINLING ZE SHI
心灵择食

著　　者： 邱锦伶
出 版 人： 张旭东
责任编辑： 林澧波
监　　制： 毛闽峰
策划编辑： 肖雅馨
特约编辑： 朱东冬
营销编辑： 刘　珣　焦亚楠
封面设计： 利　锐
版式设计： 潘雪琴
出　　版： 湖南科学技术出版社
（湖南省长沙市芙蓉中路 416 号　邮编：410008）
网　　址： www.hnstp.com
印　　刷： 三河市中晟雅豪印务有限公司
经　　销： 新华书店
开　　本： 715 mm × 955 mm　1/16
字　　数： 213 千
印　　张： 16.5
版　　次： 2017 年 4 月第 1 版
印　　次： 2023 年 12 月第 3 次印刷
书　　号： ISBN 978-7-5357-9207-5
定　　价： 60.00 元

若有质量问题，请致电质量监督电话：010-59096394
团购电话：010-59320018